# 糖尿病完全百科

## 全方位治療指南

慈濟醫院家醫科主治醫師 賴育民

中國醫藥大學附設醫院
中西合作醫療中心主治醫師　　白蕙菁、黃國欽

中國醫藥大學附設醫院針灸科主任 李育臣

台中榮民總醫院中醫科主治醫師 蔡嘉一

烏日聯合中醫診所院長 李曜暄

杏得自然健康中心院長 黃俊傑

## 中西名醫合著

晨星出版

# 糖尿病病友不可不看的好書！

*以深入淺出的解說，為糖尿病病友帶來最佳的治療導引。*

對人類而言，糖尿病是一個既熟悉又陌生的疾病。文明古國的史跡均發現糖尿病的影子，可知它危害我們的健康已有千年之久；可是即使到了今天，我們依然無法完完全全地窺視這個複雜疾病的全貌。

它的症狀如此繁多，影響如此深遠，凡是血管所到之處，它的併發症都可能插上一腳。醫師是最能瞭解糖尿病的可怕的，不論從事哪一科，幾乎都無法永遠避免與它碰上；任何疾病，被它參上一腳就特別難以治療。它的診斷是如此簡單，剛入門的醫學生就可以輕易學會，即使對它應是最熟悉的新陳代謝科醫師，也沒有把握能對它的治療面面俱到。一般人都知道過剩的營養及不足的運動是它重要的原因，但集合全世界的糖尿病專家也無法全盤瞭解它的成因。

它可怕的併發症令糖尿病患者矛盾不已，有時它看起是那麼遙遠，截肢、洗腎，似乎是若干年後的事情；有時，中風、心肌梗塞，又說到就到。如果嚴格控制治療品質，就會覺得好長一段時間不需要醫師的幫助；可是一旦出現併發症，醫師也只能做亡羊補牢的工作。

因此除了傳統的西藥治療外，許多人選擇接受中醫的診治，從祖先智慧中尋求解套。可是中醫的治療到底如何進行？它能為我們做什麼？文義艱澀深奧、語辭詰屈聱牙的中醫對於一般人而言有若天書，因而蒙上一層神秘的面紗，病患往往只能盲目地接受治療。白蕙菁醫師學貫中西，以其多年的行醫經驗，為病友深入淺出地解說，在白醫師的幫助之下，相信您也可以成為有智慧的中醫糖尿病病友。

黃國欽

# 糖尿病友的實用中醫療法

　　中西合併治療，可以減緩併發症、改善病友的不適症狀，讓血糖獲得更好的控制。

　　糖尿病一直是家族裡最大的困擾，祖父因糖尿病而過世，父親得知有糖尿病也有二十多年，因此，從在學到住院醫師的訓練，一直希望專研新陳代謝及內分泌科，研究所也選擇糖尿病作為研究主題。

　　一開始，晨星出版社的邀稿，原本是想請黃國欽學長撰稿，但是，由於學長身兼臨床醫師、博士班學生、學校講師，同時也正在接受新陳代謝及內分泌科次專科訓練，實在太忙，於是我接下撰稿的工作，除了將手邊的資料一一整理，其中也融入之前一段時間跟隨江烈欽醫師學習的心得，以及臨床獲得的經驗，最後再將完成的初稿，請黃國欽學長審稿。

　　糖尿病的治療除了內服藥，尚有飲食、按摩、運動、針灸、氣功等等，必須多方面配合。由於我主要專長在內科，為了提供糖尿病病友最為實用的知識，在最後藥膳調理部分，是請蔡嘉一醫師提供與營養科合作整理的常用糖尿病藥膳；氣功部分，則拜託李曜暄學長提供資料，李曜暄學長專研氣功多年，臨床以氣功治療患者，也獲得相當好的療效；針灸部分，則請李育臣主任幫忙，李主任還熱心的請學弟作為模特兒，為每個穴位拍照，製作圖片。

　　糖尿病藥物在近幾年不斷進展，但仍無法很好的改善糖尿病病友的生活品質，以及併發症的發生。中西合併治療，一方面可以確定療效，減緩併發症，又可以改善病友不適的症狀，在體質改變的同時，讓血糖獲得更好的控制。這本書中醫部分的完成，真的要感謝多位學長的幫忙，在撰稿過程中，我自己也收穫不少，也希望藉此提供糖尿病病友最完整、最實用的糖尿病中醫治療觀念。

白蕙菁

# 從各面向解析糖尿病

　　糖尿病在近幾年已經變成全球性的疾病，如果不採取健康的生活型態，將來有可能因為遺傳和環境的雙重作用，而成為一個糖尿病患者；因此對糖尿病能夠有一個概括的瞭解是必須的。

　　記得在前幾年，有學者依據文獻考證，推斷唐代大文豪韓愈可能患有古代稱為「消渴症」的糖尿病。當時新聞媒體的報導，還曾引起韓愈的後人的抗議和不滿。韓愈作古已經一千多年，當然我們無法確定他是否真的患有糖尿病。但是我認為即使他有糖尿病，這個疾病不但無損於他在歷史上的定位。相反的，在當時尚沒有方法治療的慢性病磨難之下，韓愈還能「文起八代之衰，道濟天下之溺」正足以彰顯他的偉大。這個故事背後的疑問是，為什麼人們會如此不了解糖尿病，並且對它持有負面的看法？

　　由於人類營養的改善及生活型態改變，糖尿病在近幾年已經變成全球性的疾病。依據ＷＨＯ的資料，一九九八年糖尿患者約占全球人口的4％，預計西元二○二五年將會提高到百分之五點四，屆時全球約有三億名糖尿病患者。在臺灣糖尿病已經多年位居十大死因的第五名，依國防大學和國家衛生研究院在西元二千年所做的統計顯示：臺灣地區六十五歲以上的老人，糖尿病的盛行率在男性和女性分別是百分之十八和百分之十九，也就是平均每五個老人就有一個糖尿病患者。糖尿病的發生會隨著年齡而增加。但是在更高年齡的老人，這個比率反而下降，比如說九十歲以上的老人，患有糖尿病的比率不到一成。這是因為糖尿病會縮短我們的預期生命，患有糖尿病的人，預期

壽命會因而減少十到十五歲。

　　糖尿病是如此的普遍而且嚴重地影響我們的健康。做爲一個現代人，如果您不是糖尿病患者，那麼可能您的家人或是朋友、同事也可能會有糖尿病患者。或是您如果不採取健康的生活型態，將來有可能因爲遺傳和環境的雙重作用，而成爲一個糖尿病患者。因此對糖尿病能夠有一個概括的了解是必須的。

　　非常感謝晨星出版社給我機會來編寫這一本介紹糖尿病的書，同時邀集不同領域的專家的共同撰寫，使本書能跳脫西醫以藥物治療爲主的框架，提供讀者更多預防保健及非藥物治療的有用知識。感謝晨星的編輯們在我因爲臨床工作忙碌而延後交稿時的耐心等候，感謝家人的默默支持，感謝對糖尿病學有專精的學長林名男醫師的建議與指正。最後要感謝在門診和我一同長期並肩作戰的糖尿病病友們，他們教給我所有教科書上沒有寫的知識。如果這本書能夠對糖尿病病友或是所有關心糖尿病的人一些幫助，那是筆者最大的欣慰。

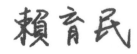

# CONTENTS

總論篇

# 第一章
# 糖尿病的基本認識

## ▍什麼是糖尿病？

「糖尿病」顧名思義是尿中有糖的意思，這種現象代表的是什麼樣的身體變化？為什麼它會是一個重要的疾病呢？「糖尿病」（diabetes mellitus）這個西醫名詞來自於希臘文，diabetes意為虹吸管，mellitus則為蜜糖，合起來指患者會排出具有甜味的尿液。在中國古代稱糖尿病為「消渴症」，生動地描述了糖尿病病友常會有的消瘦與煩渴症狀，也被稱為「三多症」，說明了糖尿病病友會有多吃、多喝與多尿的情形。

現今我們知道糖尿病是一群不同病因疾病的總稱，其共同的表現是體內胰島素分泌不足或是作用異常，使得血中的葡萄糖不易或甚至完全無法被細胞所利用，糖分堆積在血液中而使血糖升高。當血糖濃度超過一定的閾值之後，葡萄糖便會被釋放到尿中，造成尿中有糖的情形。除了糖分代謝異常這個主要的表徵，糖尿病病友亦常會合併有高血脂症及肥胖等其他代謝異常疾病。

## ▍血糖與胰島素的關係

我們攝取的食物經由消化道的吸收及分解，其中的葡萄糖便會進

入血液中，藉由循環系統傳送到全身的每個細胞，其中部分爲細胞直接利用，部分則以肝醣的形式貯存在肝臟。當人體未攝食時，血糖的來源則來自肝醣的分解。就如同汽車需要汽油才能發動一樣，葡萄糖是我們全身每個細胞運作正常生理機能所需要的燃料。然而血液中的葡萄糖必須藉由胰島素的作用才能進入細胞之內。胰島素是由胰臟的胰島 β 細胞所製造的荷爾蒙，它是血漿中葡萄糖進入體細胞的鑰匙。

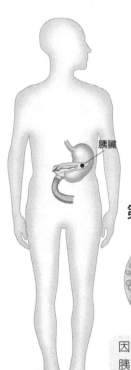

胰臟

**正常結構**

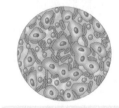

β－細胞

胰島素生成量正常，接受體的感受性也正常。

**第一型糖尿病**

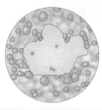

因為胰臟無法製造胰島素所造成。

**第二型糖尿病**

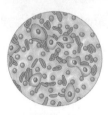

因為身體無法製造足夠的胰島素，或細胞對胰島素沒有反應或反應很小所造成。

　　糖尿病的病友或由於胰臟失去製造胰島素的功能（第一型糖尿病），或由於體細胞（主要為肝臟、肌肉及脂肪組織）對胰島素的反應能力變差（胰島素阻抗），合併胰島素分泌障礙（第二型糖尿病）。血液中的葡萄糖雖然升高，然而身體的細胞卻由於無法經由胰島素作用來利用它們，而處於挨餓狀態。

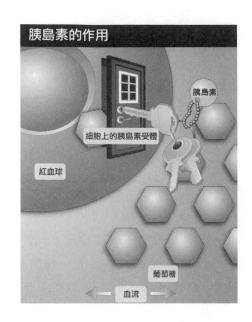

**胰島素的作用**

胰島素
細胞上的胰島素受體
紅血球
葡萄糖
血流

## 胰　臟

　　胰臟是人體的一個大型分泌器官，它的位置大約在胃的後方，介於十二指腸與脾臟之間。脾臟的形狀略呈一個橫擺的長條型，靠十二指腸的這端較大，稱為頭部，然後漸次往脾臟的方向變得較細小，稱為尾部，而介於頭部與尾部之間的胰臟，則稱為體部。胰臟是由一個一個稱為胰島（又稱為蘭氏小島Islet of Langerhans）的小單位組成。胰島中的 $\alpha$ 細胞負責製造升糖素（glucagon），而 $\beta$ 細胞則負責製造胰島素。這兩種激素都和葡萄糖的代謝有關，而二者大致為拮抗作用。升糖素和胰島素都是直接進入血液中，對全身的細胞產生作用，所以是一種「內分泌」功能。其次胰臟還可以製造胰液，胰液中含有消化蛋白質食物所必需的酵素，經由胰管輸送到十二指腸進入腸道中，這是胰臟的「外分泌」功能。胰臟是一個沈默的器官，因為它的位置比較深，而且生病時的症狀和病徵又比較沒有特異性，因此胰臟的癌症便是因為這樣，常常在很晚期才被發現，而預後不良。

## ▌糖尿病的病因

　　為什麼我們會得到糖尿病呢？糖尿病患者雖然有著相類似的臨床
表現，但其實背後是一群病理機轉各不相同的疾病（關於糖尿病的分
類及機轉，將在本章「糖尿病友有哪幾種類型」中有進一步敘述），有
少部分的糖尿病患者可以找到明確的病因，但是大部分的患者其確實
原因並不清楚。

　　我們現今知道糖尿病的形成是由遺傳體質和環境因子共同作用而
致，然而二者所占的比重在不同類型的糖尿病中各有不同。

　　其一是遺傳體質：第二型糖尿病具有最強的遺傳傾向：雙親都是

### 葡萄糖從尿中排出的機轉

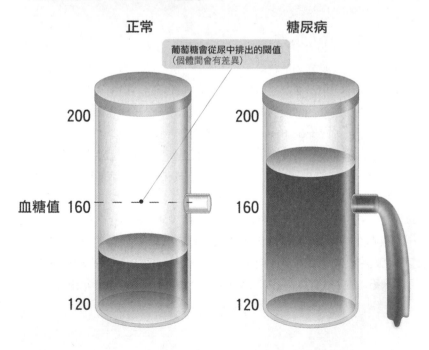

第二型糖尿病患者，其子女約有50～60％的機會發生糖尿病，父母之一為第二型糖尿病患者，其子女發生糖尿病的機會則約在20～30％。第一型的糖尿病雖然遺傳傾向較低（90％的第一型糖尿病患沒有家族史），但是我們現在認為它仍然是由於某些先天的體質，加上環境因子的作用（通常是病毒感染），而促發破壞胰島細胞的自體免疫反應。

　　其二則是環境因子：除了前述促發第一型糖尿病的環境因子，在第二型糖尿病則主要與飲食的熱量攝取過剩、肥胖與缺乏運動有關。由於人類營養的改善及生活型態改變，糖尿病的盛行率隨著年代而增加，在近幾年已經變成全球性的疾病。學者估計在西元1998年糖尿患者約占全球人口的4％，這個比率將在西元2025年提高到5.4％，屆時全球約有三億名糖尿病患者。

## ▊ 糖尿病會有什麼症狀？

　　典型的糖尿病大多會有前述的高血糖三多（多吃、多喝與多尿）症狀，但並非每位糖尿病病友都會如此。有些早期的糖尿病可能沒有明顯的症狀，或是只有三多其中的一或兩種症狀。事實上有許多病友是在例行性的體檢中被發現的。

　　有些病友則可能沒有明顯的三多症狀，卻以體重減輕、容易感染或傷口不易癒合等症狀表現。少數病友則可能因為糖尿病的慢性併發症，如腎病變、視網膜病變或神經病變求醫時，才被診斷出來。更少的案例則是病友因為糖尿病的急性併發症，如酮酸血症或高滲透壓症候群，被送到急診室緊急救治時，才被診斷出來（關於糖尿病的慢性及急性併發症請見P17糖尿病的併發症）。

**糖的代謝與利用途徑**

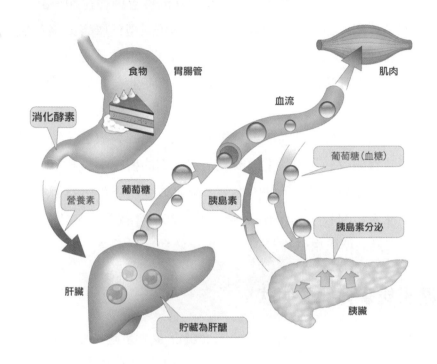

食物　胃腸管

肌肉

血流

消化酵素

葡萄糖(血糖)

營養素

葡萄糖　胰島素

胰島素分泌

肝臟

貯藏為肝醣

胰臟

## ▌糖尿病有哪幾種類型？

雖然糖尿病是一群以高血糖為共同表現，而病理機轉各不相同的疾病群。但是其於臨床特徵、診斷及治療方式仍有所差異，我們應該對其分類有所瞭解（見表一）。最常見的糖尿病是第二型糖尿病，尤其好發在東方人。據估計臺灣的糖尿病病友（除了妊娠糖尿病之外），其中95％為第二型糖尿病病患，第一型糖尿病僅占約1～3％，剩下的才是其他明確病因所導致的糖尿病。

## 表一：糖尿病的分類（2006年美國糖尿病醫學會）

I. 第一型糖尿病（$\beta$－細胞受到破壞，通常導致胰島素的絕對缺乏）

  a. 與免疫相關者

  b. 自發性（原因不明者）

II. 第二型糖尿病（可從以胰島素阻抗爲主，伴隨相對的胰島素不足到以胰島素分泌障礙爲主，伴隨胰島素阻抗）

III. 有其他明確病因所導致的糖尿病

    a. $\beta$－細胞的基因缺陷

    b. 胰島素作用的相關基因缺陷

    c. 導致胰臟外分泌功能缺陷之疾病（如胰臟炎、胰臟切除等）

    d. 內分泌疾病

    e. 藥物或其他化學物品引起

    f. 感染症

    g. 某些罕見的免疫性糖尿病

    h. 與其他基因異常相關的糖尿病（如唐氏症等）

IV. 妊娠糖尿病

## 糖 尿 病 與 感 染 症

糖尿病似乎與各種感染症息息相關：首先，病毒感染是第一型糖尿病最常見的誘發因子。雖然確實機轉尚未明瞭，不過可能是因為病毒的感染啟動了具有體質傾向患者的胰臟的 $\beta$ －細胞自體免疫反應。其次，因為高血糖會使細胞免疫反應能力變差，不管哪一型的糖尿病病友，都比一般人容易受到各種黴菌和細菌感染。比如說，糖尿病病友特別容易有口腔及陰道的白色念珠菌感染。容易感染肺結核、肝膿瘍、蜂窩性組織炎、泌尿道感染等。即使是同樣的感染，糖尿病病友的致病菌種也會比較複雜。以泌尿道感染而言，一般人幾乎致病菌種都是大腸桿菌，但是糖尿病病友就可能會有變形桿菌、綠膿桿菌、金黃色葡萄球菌等多種病原，醫師在給予抗生素時，必須將病人的糖尿病史列入考量。

糖尿病病友的防範感染之道無他，首在將血糖控制好。血糖控制得愈理想，免疫力抑制愈輕，也就愈不容易受到感染。其次病友應注意個人衛生，保持口腔清潔、多喝水多排尿、注意小傷口的消毒與照護等，避免病菌趁虛而入。

## 第一型糖尿病

是由於胰臟的 $\beta$ －細胞受到破壞，通常導致胰島素的絕對缺乏。相較於第二型糖尿病，第一型糖尿病發病較早（大多於二十歲前）、病友的體型較瘦、病情發作快且急，而且易發生酮酸血症的急性併發症。由於胰島素的絕對缺乏，在一發病時就需要用胰島素注射治療，所以第一型糖尿病過去又被稱為「胰島素依賴型糖尿病（IDDM）」。

## 第二型糖尿病

是最常見的糖尿病。以胰島素接受體減少，胰島素分泌延遲為特

徵。雖然其表現可以從以胰島素阻抗爲主，伴隨相對的胰島素不足到以胰島素分泌障礙爲主，伴隨胰島素阻抗。第二型糖尿病發病較晚，多數病友發病於三十歲以後，80％以上的病友在發病時併有體重過重或肥胖的情形。相較於第一型糖尿病，第二型糖尿病有較強的遺傳傾向。由於第二型糖尿病的發病初期胰臟尚有分泌胰島素的能力，許多病友可以靠飲食控制及運動（非藥物治療），或配合口服藥物治療得到良好控制，因此第二型糖尿病過去又被稱爲「非胰島素依賴型糖尿病（NIDDM）」。但應該注意是，隨著疾病的進展和胰島素分泌機能的退化，第二型糖尿病的病友仍有可能會變成需要胰島素來治療，所以我們現在已經不再用「非胰島素依賴型糖尿病」這個名詞。

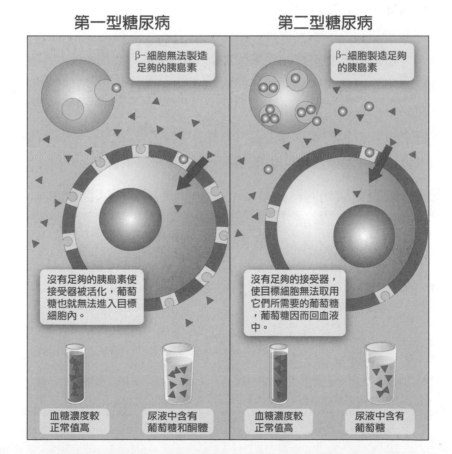

第一型糖尿病　　　　　　第二型糖尿病

β-細胞無法製造足夠的胰島素

β-細胞製造足夠的胰島素

沒有足夠的胰島素使接受器被活化，葡萄糖也就無法進入目標細胞內。

沒有足夠的接受器，使目標細胞無法取用它們所需要的葡萄糖，葡萄糖因而回血液中。

血糖濃度較正常值高

尿液中含有葡萄糖和酮體

血糖濃度較正常值高

尿液中含有葡萄糖

## 其他明確病因所導致的糖尿病

是指我們可以爲這位糖尿病友找到確定的其他疾病或先天異常，而糖尿病是續發於這個先在病因的情形。這種糖尿病很少見，占所有糖尿病個案3％以下。舉例來說，因爲受傷或腫瘤而必須切除胰臟，或是因爲慢性胰臟炎而使胰臟功能衰竭，都會導致這一類型糖尿病的發生。

## 妊娠糖尿病

是指在懷孕前沒有糖尿病，而在懷孕時才出現高血糖的現象。其發生率約占正常妊娠1～3％。篩檢的方法是在懷孕二十四到二十八週之間先做50公克耐糖試驗，若血糖數值超過標準，則須進一步做100公克耐糖試驗（見表二）。經醫師診斷爲妊娠糖尿病的孕婦，必須先由營養師作營養諮詢及衛教，提供正確的飲食方式，並做適量的運動。若非藥物方法未能將血糖控制好，因顧慮口服降血糖藥物對胎兒可能有不良影響，必須使用注射胰島素的方法來控制血糖，以預防巨嬰症等諸多與妊娠糖尿病相關的併發症。曾在懷孕期間發生妊娠糖尿病的婦女，將來會有較大的機會發生第二型糖尿病。所以建議曾有妊娠糖尿病的媽媽，應在產後六到十二週再接受一次糖尿病的篩檢。

### 表二：妊娠糖尿病的診斷基準（2004年美國糖尿病醫學會）

| 測驗 | 正常上限（大於此數值爲異常） |
|---|---|
| I. 50克葡萄糖耐受試驗篩檢 | |
| 　　1小時血糖值 | 140 |
| II. 100克葡萄糖耐受試驗（註） | |
| 　　空腹血糖值 | 105 |
| 　　1小時血糖值 | 190 |
| 　　2小時血糖值 | 165 |
| 　　3小時血糖值 | 145 |
| 註：100克葡萄糖耐受試驗中的四個血糖值，其中有大於或等於二個數值爲異常，即可診斷為妊娠糖尿病 | |

## ▌ 糖尿病的併發症

　　糖尿病對身體健康的影響並不僅限於前述，由於血糖升高而引起的三多症狀。糖尿病最可怕的地方在於它會讓我們的身體產生種種急性或慢性的併發症。依據衛生署2005年的統計資料，糖尿病僅次於惡

### 糖尿病的慢性併發症圖

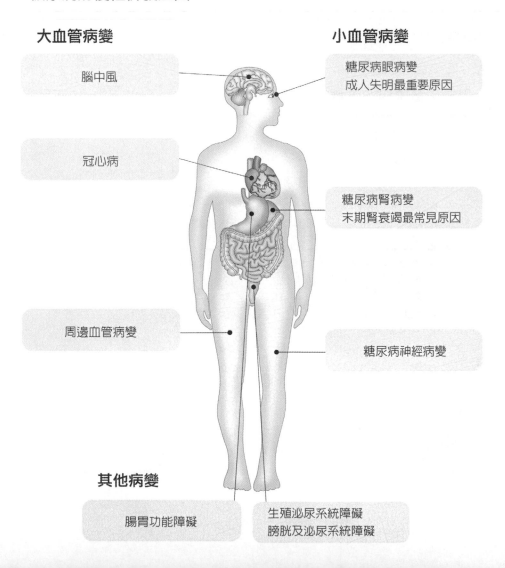

**大血管病變**

腦中風

冠心病

周邊血管病變

**小血管病變**

糖尿病眼病變
成人失明最重要原因

糖尿病腎病變
末期腎衰竭最常見原因

糖尿病神經病變

**其他病變**

腸胃功能障礙

生殖泌尿系統障礙
膀胱及泌尿系統障礙

性腫瘤、腦血管疾病與心臟病，在國人十大死因中排名第四位。每一百名過世的國人中，便有七點六人是死於糖尿病及其併發症。這還不包括可能因爲糖尿病而增加或加重發生的腦血管疾病（十大死因第二位）及心臟病（十大死因第三位）。這些併發症可能在糖尿病還沒有明顯症狀的早期便已經開始進展。我們必須對糖尿病早期發現及治療，也是爲了防止這些併發症對我們健康造成傷害。我們將糖尿病的併發症依其發生的時間型態略分爲急性及慢性，其中慢性併發症依其病理機轉區分爲大血管病變及小血管病變（見表三）。

## 表三：糖尿病的併發症

◆糖尿病的慢性併發症

**小血管病變**
　　眼病變：視網膜病變（非增生型或增生型）、黃斑部水腫（macular edema）
　　神經病變：運動及感覺神經（單一或多發性神經病變）、自主神經病變
　　腎病變

**大血管病變**
　　冠狀動脈心臟病（冠心病）
　　腦血管疾病（如腦中風）
　　周邊血管病變

**其他病變**
　　消化系統：腸胃功能障礙
　　生殖泌尿系統：膀胱功能障礙、性功能障礙
　　皮膚病
　　免疫力差，易感染白內障及青光眼

◆糖尿病的急性併發症

　　糖尿病酮酸血症（DKA）
　　非酮體高滲透壓症候群（NKHS）

　　高血糖的環境會使血液中的白蛋白在血管壁的滲透性增加，慢慢導致血管基底膜增厚，同時因血液黏稠度增加以及血小板功能異常，造成血管硬化以及血栓形成，將血管阻塞。由於我們全身的每一個器官組織都由血管供給血液，藉以傳送營養及帶走代謝廢物，血管阻塞會影響全身的每一個器官。所以糖尿病血管病變所造成的影響是全身性的，說糖尿病是百病之源並不為過。以下將分別說明常見的糖尿病併發症。

## 糖尿病的慢性併發症

### 1.大血管病變

#### ① 心臟血管病變：

　　糖尿病本身是心血管疾病的一個重要危險因子。男性糖尿病病友發生心肌梗塞的機會，較非糖尿病患者增加兩倍，女性則增加了四倍。由於糖尿病病友也具有併發其他心血管疾病的危險因子，如高血壓及高血脂症。所以糖尿病病友除了控制血糖之外，也應該監測並控制其他危險因子。

## 冠狀動脈心臟病（冠心病）

冠狀動脈是包圍在心臟周圍的動脈血管的名字，它的功能是供應心肌收縮所需的氧氣與養分。心臟雖然是人體負責輸送血液的幫浦，但是卻無法從被它輸送的血液中直接獲取氧氣與養分，必須依靠冠狀動脈供應。冠狀動脈由主動脈基部分出左、右兩個主幹，左冠狀動脈再分為左前降枝與左迴旋枝兩個重要分枝，一共三條重要血管從上方包住心臟，好像人頭上戴帽子一般，所以有「冠狀」之名。

BOX續下頁

冠狀動脈如發生粥狀硬化的病變，造成狹窄使血流供應不足，便會造成心肌缺氧而產生胸悶胸痛的症狀，稱為「心絞痛」；如果血流完全阻塞就會造成心肌壞死，稱為「心肌梗塞」。嚴重的急性心肌梗塞常常會造成致命的心律不整，而使患者突然死亡，是猝死的最重要原因。同時心肌梗塞也是僅次於癌症和腦中風，排名國人十大死因的第三名。

看似可怕的冠心病，其實是可以預防的。冠心病的危險因子中，可預防或可治療的包括：糖尿病、高血壓、高血脂症、肥胖、吸菸、缺乏運動及生活緊張等。這些危險因子都可以經由生活型態的改變以及藥物治療來除去，讓我的心臟常保健康，不受冠心病的威脅。端看我們能不能知道方法、下定決心。

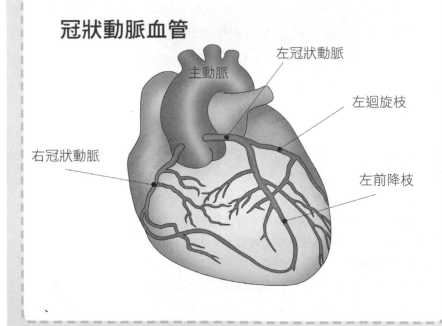

冠狀動脈血管

主動脈

左冠狀動脈

左迴旋枝

右冠狀動脈

左前降枝

BOX續右頁

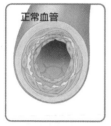

正常血管

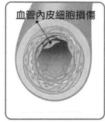

血管內皮細胞損傷

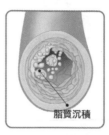

脂質沉積

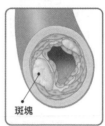

斑塊

## 心肌梗塞

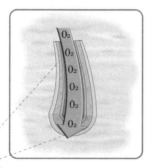

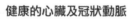

健康的心臟及冠狀動脈

## 心肌梗塞的原因

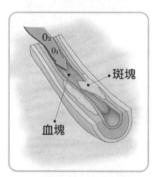

斑塊

血塊

心臟病發作/心肌梗塞的病因：大多是因為心臟的血管增生斑塊破裂，血小板聚會，導致血栓阻斷血流，心肌因此無法獲得氧氣，而引起心臟肌肉壞死，進而影響心臟功能，嚴重時危及病人的生命。

## 血　壓

我們試著將一條塑膠軟管接在水龍頭上，然後打開水龍頭，便可以看到水管漲起來，然後自來水從水管的末端噴流而出。這個撐開水管，推動水流前進的力量便是水的壓力。我們人體動脈中的血液也是藉由相似的力量，才能流到身體每一個角落的細胞，供應養分、氧氣並帶走代謝廢物和二氧化碳，以維持身體機能的運作。血壓的來源是心臟的收縮，心臟收縮時會將左心室中的血液擠壓進入主動脈內，此時動脈血管內的壓力稱為「收縮壓」；心臟舒張時不會有血液自心臟流出，但是由於動脈管本身的彈性，仍然會有壓力在動脈內持續推動血液前進，這個較收縮壓為低的壓力我們叫它「舒張壓」。所以我們在量血壓時會有兩個數值：一個是較高的「收縮壓」，一個是較低的「舒張壓」，二者分別代表心臟在收縮和舒張時，動脈中的壓力。有的人會把較高那個數據叫做「高血壓」，而把舒張壓的數據稱為「低血壓」，但是這樣很容易和血壓異常的疾病名稱相混淆，而產生像「我今天低血壓很高」這一類的矛盾用語。我們在瞭解了血壓兩個數值的意義之後，應該還是要用「收縮壓」和「舒張壓」來稱呼比較正確。

人體不同的位置會有不同的血壓，而且血壓也會受到壓力和環境的影響。一般所用的血壓標準是指上臂量得的血壓。第一次測量血壓時應該兩側都量，以血壓較高的一側為準。受測者應在輕鬆沒有壓力的情況下，休息至少五分鐘後測量。有的人容易緊張，一看到醫師或護理人員血壓就會飆高（稱為「白袍高血壓」），則應該教導病友，使用校正過的水銀或電子血壓計在家自行測量及記錄。

## 成人血壓分類表

| | 收縮壓<br>（mm-Hg） | 舒張壓<br>（mm-Hg） | 建議 |
|---|---|---|---|
| 理想血壓 | <120 | <80 | |
| 正常但偏高的血壓<br>（高血壓前期） | 120～139 | 80～89 | 飲食控制及運動，監測血壓，如體重過重應減重 |
| 高血壓<br>第一級（輕度） | 140～159 | 90～99 | 飲食控制及運動，監測血壓三個月後，再評估是否藥物治療 |
| 第二級（中度） | 160～179 | 100～109 | 飲食控制及運動，監測血壓一個月後再評估是否藥物治療 |
| 第三級（重度） | >=180 | >=110 | 應立即開始藥物治療 |

### 2.腦血管病變

　　包括暫時性腦缺血及腦中風。糖尿病病友比非糖尿病患者更容易罹患腦血管疾病。

## 腦中風

中風是因為供應腦部營養的血管被阻斷，造成腦組織缺氧壞死而引起種種的神經症狀。依照發病機轉又可分為：

（一）出血性腦中風，俗稱腦溢血。是腦內血管破裂導致，除了血管供應的腦組織壞死，有時血塊還會壓迫到正常的腦組織或引起腦壓升高，造成更嚴重的後果。出血性腦中風最常見的原因是高血壓和腦血管瘤破裂。

（二）缺血性腦中風，是腦血管阻塞造成，如果腦內的血管硬化所導致，就叫做腦梗塞；如果是心臟等其他器官的血塊流到腦部塞住血管，就叫做腦栓塞。缺血性腦中風的常見原因是動脈硬化症（如糖尿病的大血管病變）、某些心律不整（如心房纖維顫動）和心臟瓣膜疾病等。

**腦中風**

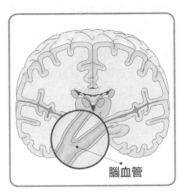

腦血管

**腦中風**

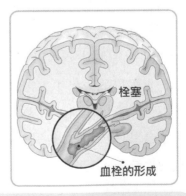

栓塞

血栓的形成

腦中風：腦部的血管發生局部性的阻塞或出血，使得靠這條血管供給血液及營養的腦部組織受損。

BOX續下頁

隨著不同的腦部血管阻斷位置，中風可以非常多種不同的表現症狀，通常是突發性的，較常見的如一側肢體無力或麻痹、臉部歪斜、無法言語、意識障礙乃至於昏迷等。而其嚴重度可以從輕微的神經學症狀、短期間內會自行復原的暫時性腦缺血；或是可以好轉但是留下後遺症；到大量腦組織壞死造成死亡或成為植物人。僅次於癌症，中風是國人的第二大死因。

中風的預防首在控制及治療危險因子，包括高血壓、高血脂、糖尿病等，這些都是很常見的慢性疾病，只是大多數國人並沒有好好地認知與控制它們。尤其是被稱為「沈默殺手」的高血壓，平常沒有什麼症狀而容易被輕忽，一旦發生腦中風卻是讓人猝不及防。國人腦溢血的比率遠較歐美國家高，就是因為很多人高血壓沒有好好治療的緣故。

### 3.周邊血管病變

　　最重要的周邊血管病變是糖尿病足。由於血管硬化使得四肢周邊血液循環不良，傷口不易癒合。感覺神經病變（後述）使足部感覺異常或麻木而易於受傷，加上高血糖使免疫力下降，傷口容易受到細菌感染。因此糖尿病的病友很容易在足部有小傷口後無法癒合，慢性感染並逐漸惡化，其中有些不幸的病友會需要截肢來挽救生命。據統計，同一年齡層的人口中，糖尿病患者接受截肢的機會是非糖尿病患者的十五倍，這多出來的危險性幾乎都是因為糖尿病足造成的。因糖尿病足而截肢的病友，由於心肌梗塞或腦中風等其他大血管疾病而死亡的機會也較一般人高很多。

## 高血壓

高血壓是指血壓持續的上升，超過某一個數值，而可能會對「標的器官」造成傷害。所謂的標的器官，包括腦、心臟、腎臟還有視網膜等。高血壓最可怕的地方，是在於血壓升高本身並沒有什麼特異性的症狀。有的人知道自己有高血壓，因為沒有不舒服就沒有加以治療；有的人從來不知道自己有高血壓，直到產生無法回復的器官傷害，所以高血壓又被稱為「沈默的殺手」。如果高血壓又合併糖尿病等慢性疾病，則對健康的危害更甚。

### 高血壓的標的器官傷害（急慢性併發症）表

| | 表徵 |
|---|---|
| 心臟<br>　急性<br>　慢性 | 急性肺水腫<br>冠心病（心絞痛、心肌缺氧、心肌梗塞等）、左心室肥大 |
| 腦血管<br>　急性<br><br>　慢性 | 腦出血（腦溢血）、昏迷或意識不清、癲癇發作、腦中風、暫時性腦缺血<br>腦中風（腦梗塞）、暫時性腦缺血 |
| 腎臟<br>　急性<br>　慢性 | 血尿、氮血症<br>腎功能異常、蛋白尿 |
| 視網膜<br>　急性<br>　慢性 | 視乳頭水腫、網膜出血<br>網膜出血、小動脈病變及滲出液 |

## 2.小血管病變

### ① 糖尿病眼病變：

最重要的糖尿病眼病變是視網膜病變，這是成年人最重要的失明原因。在發病二十年後，幾乎所有的第一型糖尿病病友和60％的第二型糖尿病病友都會併發視網膜病變。早期的視網膜病變不一定會有臨

床症狀，由於目前治療糖尿病視網膜病變的方法只能延緩疾病的進展，並不能逆轉病程。所以糖尿病患者必須定期接受眼底檢查以早期發現及治療視網膜病變。

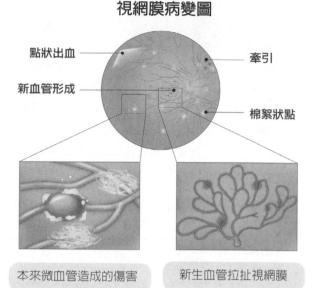

### 視網膜病變圖

點狀出血

新血管形成

牽引

棉絮狀點

本來微血管造成的傷害

新生血管拉扯視網膜

　　糖尿病視網膜病變分爲兩期：

（1）非增生型視網膜病變（NPDR），由於供應視網膜的血管通透性增加或阻塞造成。依嚴重性又分爲輕度、中度、重度和極重度。

（2）增生型視網膜病變（PDR），小血管阻塞後會誘發新生血管的增生，新生血管會拉扯視網膜造成視網膜剝離、玻璃體出血或青光眼等變化，而嚴重傷害我們的視力。

## 視 網 膜

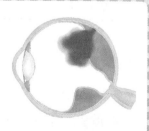

視網膜是位於眼球底部，由多層細胞組成的薄膜。如果把眼球比喻成一台相機，視網膜就像是傳統相機的底片或是數位相機的感光元件。由前方的光學系統（角膜、水晶體、玻璃體，類比於相機的鏡頭）傳來的影像會在視網膜上成像，刺激視網膜中的桿狀細胞和椎狀細胞形成光化學訊號，再經由視神經傳到腦部形成視覺。視網膜是非常纖細複雜的組織，同時由非常細微的血管網路來供應。如果當糖尿病控制不良而造成小血管病變，就有可能影響到供應視網膜的小血管而造成糖尿病視網膜病變。

# 血　脂　肪

血漿中的脂質包括膽固醇（cholesterol）和三酸甘油酯（triglyceride）。膽固醇是細胞膜結構的主要成分，同時也是肝臟合成膽酸的原料和體內許多類固醇荷爾蒙的合成原料，所以膽固醇是維持生命非常重要的物質。膽固醇和三酸甘油酯是油性物質不能溶解於血漿中，因此必須和血漿蛋白結合成為脂蛋白（lipoprotein）的水溶性顆粒，才能在血液中運送。依膽固醇、三酸甘油酯、磷脂質和蛋白的不同組合，體內的脂蛋白可分為極低密度脂蛋白（VLDL）、低密度脂蛋白（LDL）及高密度脂蛋白（HDL）。

低密度脂蛋白因為含有大量的膽固醇而且分子比較小，容易侵入血管壁內沉積，所以容易造成動脈血管壁的粥狀硬化（atherosclerosis）；相反的，高密度脂蛋白含有大量的磷脂質以及少量的膽固醇，它不但不會沉積在血管壁，反而能夠帶走血管壁上的膽固醇，是血管的清道夫。所以低密度脂蛋白過高或高密度脂蛋白太低都是心血管疾病的危險因子。醫師為了幫助我們記憶和瞭解，有時會把高密度脂蛋白叫做「好的膽固醇」，而把低密度脂蛋白叫做「壞的膽固醇」，其實這兩種脂蛋白內含有的是同樣的膽固醇分子，只是組成不同。

三酸甘油酯是在細胞內由脂肪酸及醣類合成，它是細胞做為能源的儲備燃料。三酸甘油酯的儲藏所為肝臟，而肝臟則藉由合成極低密度脂蛋白將三酸甘油酯排出。三酸甘油酯很容易受到飲食的影響而突然升高，比如喝酒、進食大量脂肪類或甜食等；相反的，運動及清淡飲食也可以很快地使血漿三酸甘油酯降下來。三酸甘油酯升高合併有低密度脂蛋白過高，也是動脈硬化症的危險因子之一。此外，如果血漿三酸甘油酯超過 800～1000 毫克/dL，也有可能誘發急性胰臟炎而有生命危險。

一個人是否會有血脂過高的毛病，一部分是受到飲食、運動等生活習慣的影響，但是同時也有一大部分是來自遺傳體質。某些家族性的高血脂症，即使吃得再清淡也沒有辦法讓血脂肪降下來，必須依靠藥物加以控制。此外糖尿病的病友常常會合併有脂肪代謝的異常，加上高血壓、肥胖等共同危險因子（代謝症候群），成為動脈硬化性心臟病及腦中風（大血管病變）的高危險群。

## 2.糖尿病神經病變

　　糖尿病神經病變是一種混合代謝因子與血管因子的病理變化，早期的病變以代謝機轉爲主，主要是山梨醇（sorbitol）的堆積，肌糖纖維醇（myoinositol）的消耗，導致人體神經的軸索退化及去髓鞘作用；晚期則因爲供應神經營養的小血管硬化及阻塞，更進一步加重了神經系統的損傷。

　　糖尿病神經病變依其侵犯的神經不同可分爲：（1）周邊神經病變，可侵犯到感覺或運動神經。最常見的慢性感覺性神經病變，病友會感覺趾尖或足底麻木，好像穿了一層脫不掉的厚襪子，或是侵犯到手時，好像戴了脫不掉的手套。亦有可能侵犯單一神經，如腕隧道症候群（正中神經病變）。周邊神經病變有些會經由治療而改善，有些則會形成不可逆的傷害。（2）中樞神經病變，比較少見，較常造成的是腦神經麻痺，包括動眼神經（第三對）、滑車神經（第四對）、外旋神經（第六對）與顏面神經（第七對）。（3）自主神經病變，這是很常見的糖尿病併發症，約40％的糖尿病病友會發生。所有受自主神經調控的人體功能都可能受影響，常見的表現如休息時心跳加快、異常出汗、性功能障礙（陽萎）、排尿功能異常及腸胃功能障礙等。

## 3.糖尿病腎病變

　　糖尿病的病友約有二到四成會發生糖尿病腎病變，糖尿病腎病變同時也是最重要的洗腎（透析治療）原因。據統計臺灣因爲末期腎衰竭而必須要洗腎的患者中，約有40％是因爲糖尿病腎病變造成。糖尿病腎病變的病程可以分爲三期。第一期病友的腎功能爲正常，第二期的病友，尿中出現微蛋白（microalbumin），此時腎功能並不會受到影

響。但當微蛋白尿出現之後，約有80％的第一型糖尿病病友和20～40％的第二型糖尿病病友會進展到臨床上的白蛋白尿（clinical albuminuria），一旦臨床蛋白尿出現之後，腎絲球廓清率（腎功能）就會開始慢慢下降。大約二十年之後，75％的第一型糖尿病病友和20％的第二型糖尿病病友便會進展到必須靠洗腎來維持生命的末期腎衰竭。由於糖尿病腎病變早期並沒有症狀，而且早期治療可以延緩疾病的進展，因此糖尿病病友一定要定期接受腎病變的篩檢，以減少因為腎衰竭而必須洗腎的機會。

## 糖尿病與高血脂症

糖尿病病友常常會併有血漿總膽固醇升高、三酸甘油酯升高，但是高密度脂蛋白卻過低的現象。其機轉至為複雜，而且在第一型與第二型糖尿病病友的機轉並不相同。以三酸甘油酯升高而言，第一型糖尿病主要是因為胰島素缺乏，引起脂蛋白解酯酵素功能不全，而使三酸甘油酯不易被代謝排除；第二型糖尿病則是因為胰島素抗性導致身體分泌過多胰島素（高胰島素血症），刺激肝臟製造過多的極低密度脂蛋白。

由於糖尿病與高血脂症同為心血管疾病的危險因子，因此醫師建議的血脂理想範圍，糖尿病病友要比一般人來得嚴格（見表六及第二章「糖尿病的治療目標」）。

良好的血糖控制可以改善病友的血脂代謝異常體質，有些人可以因此不必服藥。但是如果血糖控制加上其他非藥物控制，還是無法將血脂降到理想範圍，必須再加上由醫師開立的降血脂藥物，以期能將心血管疾病等大血管病變的發生機會減到最低。

**糖尿病腎病變的危險因子與預防方法**

　　糖尿病腎病變是臺灣地區（也是歐美大多數國家）造成末期腎衰竭（尿毒症）而必須要依賴透析治療（洗腎），或腎臟移植的最重要原因。第一型的糖尿病比第二型糖尿病更容易發生腎病變，但是因為第二型糖尿病的盛行率遠較第一型糖尿病為高，而且常常在病程的較晚期才被診斷出來，所以第二型糖尿病造成要洗腎的病友仍較第一型糖尿病為多。嚴格控制血糖在理想的範圍內是避免腎病變最好的方法。以下是目前所知除了血糖控制是否良好之外，較容易發生糖尿病腎病變的危險因子。

■ **種族**：非洲裔人種與亞裔人種較歐美白種人在得了糖尿病後，有較高的機會發生腎病變。

■ **遺傳傾向**：第二型糖尿病有較高的遺傳傾向是我們知道的。但是我們比較不同的糖尿病家族，發現如果父母發生糖尿病腎病變，則其糖尿病的子女也會有比較高的機會併發腎病變。

■ **性別**：男性病友較女性容易發生腎病變。第一型的糖尿病病友，男性發生腎病變的機會是女性的一點七倍；第二型的糖尿病病友男女比例約三到五倍之間。

■ **糖尿病發病年齡**：臨床觀察顯示，發病年齡在十一到二十歲之間的第一型糖尿病病友，有最高的機會發生糖尿病腎病變。

■ **吸菸**：吸菸會加速糖尿病腎病變的惡化，也有研究顯示戒菸可以減少30％的病友發生腎病變。由於這是可以預防的危險因子，所以戒菸是糖尿病病友愛護自己的第一件工作。

　　早期的糖尿病腎病變稱為超過濾期（hyperfiltration stage），腎功

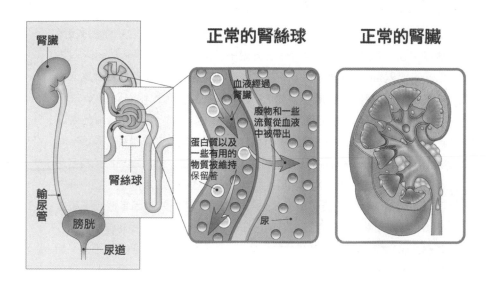

正常的腎絲球

正常的腎臟

血液經過腎臟

廢物和一些流質從血液中被帶出

蛋白質以及一些有用的物質被維持保留著

尿

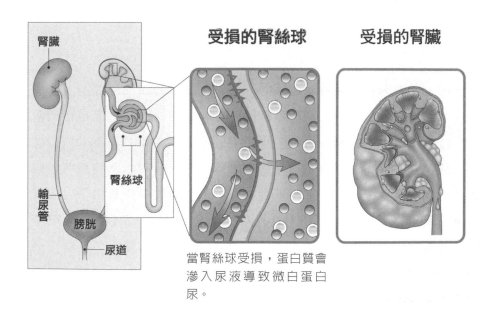

受損的腎絲球

受損的腎臟

當腎絲球受損，蛋白質會滲入尿液導致微白蛋白尿。

## 糖 尿 病 與 尿 毒 症

據2005年度的統計資料，臺灣地區因為末期腎衰竭（尿毒症）而必須接受透析治療（洗腎）的民眾約有五萬兩千多人，占全部健保加保人口的2.3‰。這個數字僅次於日本，為全世界第二高。其醫療花費更是驚人：估計2005年洗腎病人不含住院醫療支出高達二百六十億，占年度健保總花費6～7%（若連住院花費合併計算，約占總支出11%）。在洗腎的患者中，約有40%是因為糖尿病腎病變引起，糖尿病是洗腎最重要的原因，其次依序則為腎絲球腎炎和高血壓。除了腎絲球腎炎以外，糖尿病和高血壓都是常見的疾病。但是臺灣相較於世界各國，糖尿病和高血壓的盛行率並不會特別高，為什麼會有這麼多人要洗腎呢？可能的原因是控制不良所致：根據國家衛生研究院追蹤基層診所的病患研究顯示，即使以糖化血色素值8%的寬鬆標準，在基層就醫的糖尿病患者約有半數血糖控制不良。如加上血壓又未達控制標準，腎病變發生的機會可達控制良好病患的十倍以上。其次有少數病患未接受合格醫師的協助治療，轉而求助於未經科學驗證其安全與療效的偏方與民俗療法，有的病友不幸又因此攝取了具有腎毒性的物質，更加重了對腎臟的傷害。

能正常，在臨床上也是沒有症狀的。而且經由良好的血糖控制，這個時期的病變是可逆的，也就是可以回到完全正常的腎臟。但是在微量白蛋白尿（microalbuminuria）出現之後，腎功能的破壞就開始持續進展，其中有部分病友就可能進展到末期腎衰竭。所以目前建議糖尿病病友至少每年要做一次尿液微蛋白檢查。一旦發現有微量白蛋白尿就要更加嚴格控制血糖及相關危險因子。此外，目前有兩種降血壓藥物：血管加壓素轉化酵素抑制劑（ACEI）和血管加壓素受體拮抗劑（ARB）可以有效減少蛋白尿，減緩糖尿病腎病變的進展，並預防其他相關血管病變。

## 糖尿病的急性併發症

　　糖尿病的急性併發症是具有致命危險的急症。前二者為高血糖急症，發生原因包括糖尿病未被診斷及治療、突然自行停藥，其他如感染或突發的身心壓力等外在因子的促發，第三者為低血糖急症，多數與治療本身有關。

### 1.糖尿病酮酸血症（diabetic ketoacidosis, DKA ）：

　　酮體是脂肪酸在肝臟代謝的產物，包含二種有機酸和丙酮。當胰島素分泌不足或因身心壓力使壓力激素分泌增加，血液中葡萄糖因為生產增加且體細胞無法利用，進而使血糖升高。此時脂肪組織會加速釋放脂肪酸，而由肝臟代謝成酮體，造成代謝性酸中毒。而高濃度的血糖則會有利尿作用，過多的水分由腎臟流失，造成身體的脫水及電解質不平衡，引起種種不適。

　　糖尿病酮酸血症症狀早期通常以多喝及多尿表現，有時會有腹痛，繼之會有噁心、嘔吐等消化道症狀，隨著酸中毒的進展，患者會有意識障礙甚至昏迷。糖尿病酮酸血症較常發生在第一型糖尿病病友，但第二型糖尿病病友亦有可能發生。這是一種很危險的情形，若未能及早診斷並加以妥善治療，會有可能導致病友死亡。

### 2.高血糖高滲透壓症候群（hyperglycemic hyperosmolar state, HHS）：

　　這是由於血糖過高使得血液滲透壓升高，同時並沒有伴隨酮體升高或酸中毒，大多發生於年老的第二型糖尿病病友。臨床的表現則是脫水、意識障礙和低血壓。由於血液過度濃稠加上低血壓，導致局部血液循環不良，病患常死於致命的腦梗塞或心肌梗塞。這也是非常嚴

重的急性併發症，必須預防及早期發現處置。

### 3.低血糖症（hypoglycemia）：

　　如同血糖過高時會產生不適的症狀，血糖過低也會傷害人體。少數潛伏性糖尿病的病友會因為飯後的延遲性高胰島素血症，而出現低血糖的現象，不過大部分的糖尿病病友發生低血糖症都是與治療相關的因子造成的。包括：注射過多的胰島素，服用過多的降血糖藥物，或是藥物的劑量正確，但是因為病友攝取的熱量不足（吃了藥而沒有進餐），或是突然而至的劇烈運動（如：參加高山登山活動），使葡萄糖過度消耗。當血糖降至45毫克/dL以下，或是原本血糖很高的人突然血糖降低（有時候是正常人沒有不適的血糖值，比如說血糖原本300毫克/dL，服藥後降為80毫克/dL），就會產生盜汗、心悸、強烈饑餓感、蒼白、無力虛弱、痙攣，甚至意識障礙乃至昏迷等低血糖症狀。低血糖症的治療必須注射升糖激素（glucagon）及葡萄糖溶液，其認知與自我處置請見「第二章：低血糖症的自我處置」與「第七章：食衣住行各方面所需注意事項」。

## ▌ 糖尿病的診斷、評估與追蹤

　　糖尿病的診斷包括：（1）糖尿病的診斷；（2）糖尿病相關代謝異常的診斷與評估；（3）糖尿病併發症的診斷與評估。由於糖尿病是一種必須長期控制的慢性病，而且隨著病程進展，病友會在不同時期需要不同的藥物劑量及治療方式，而有些在起初診斷時並不存在的併發症，則可能因為隨著歲月累積的微小傷害，在發病後的某一個時期成為臨床上的病症。所以以下介紹的一些檢查，除了做為糖尿病的初始診斷及評

估之用，其中的一些檢查同時用於糖尿病治療過程中的追蹤，以明瞭糖尿病病友的控制是否適當，以及是否發生併發症，能夠早期發現以防止其惡化而傷害我們的健康。

## 血糖

　　糖尿病的診斷主要是依據血液中的葡萄糖濃度（見表四）。其標準是有糖尿病的症狀加上任一時間測得的血糖值大於或等於200 毫克/dL；或是空腹八小時的血糖值大於或等於126 毫克/dL，符合以上任一項均可診斷為糖尿病。若是病友有血糖值異常或有糖尿病症狀，但是未達到上述的標準，可採用葡萄糖耐受試驗（OGTT）來協助診斷。

　　糖尿病的病友在治療中也必須要監測血糖值。依據美國糖尿病醫學會的建議，控制的目標應設定在空腹血糖值90～130 毫克/dL，飯後血糖值在180 毫克/dL以下，這是目前大多數醫師接受為理想的控制（請參考表六）。

### 表四：糖尿病的診斷基準 （2004年美國糖尿病醫學會）

◆**糖尿病**（以下三者任一符合即可診斷）

I. 有糖尿病的症狀，加上任意時間測得血糖值大於或等於200 毫克/dL。

II. 空腹血糖值大於或等於126 毫克/dL（空腹的定義為至少8個小時未進食含有熱量的食物）。

III.在葡萄糖耐受試驗（OGTT，受測者必須口服75克葡萄糖）中，二小時血糖值大於或等於200 毫克/dL

◆**葡萄糖耐受性不良**（Impaired glucose tolerance, IGT）

在葡萄糖耐受試驗中，二小時血糖值140～199 毫克/dL

◆**空腹高血糖**（Impaired fasting glucose, IFG）

空腹血糖值100～125 毫克/dL

　　血糖的測量可以在檢驗室抽血檢驗，也可以採用乾式比色法的血糖儀，在指尖刺一下探一小滴血即可檢驗。血糖儀的準確性稍微差一些，而且有測量上限（通常血糖大於500 毫克/dL即無法測量），但是因為輕便而且價格不貴，仍然是糖尿病病友最好的隨身血糖監測工具。

## 尿糖

　　使用遇糖會變色的試紙來檢測尿糖，過去曾經用來做為糖尿病的篩檢之用。優點是操作簡單，而且不會因為採血而疼痛。缺點則是敏感度不佳，因為通常血糖要大於180 毫克/dL才會從尿中排出（每個人的閾值會有些許差異），所以某些早期糖尿病沒有辦法用尿液測出來，用來做為糖尿病控制良好與否的追蹤指標也不夠理想，所以這個方法僅限於操作血糖測試有困難的病友。

## 糖化血色素（HbA1C）

　　血漿中的葡萄糖會與血色素結合而形成糖化血色素，測量糖化血色素在全部血色素中所占的比例，可以評估一段較長時間（大約是三個月）之內的平均血糖控制情形，比較不會受到極端值的影響（單次血糖值的測量，常常只能反映出前一兩天的進食和服藥情形）。糖化血色素一般正常人的標準在6%以下，糖尿病病友的建議控制目標則在7%以下，糖尿病病友應每隔三個月測一次糖化血色素，以評估糖尿病控制的良窳。

## 與糖尿病治療及相關代謝異常有關的檢查

　　第二型糖尿病患者常常伴有其他代謝症候群中的各項異常（見表五），這些都是心血管疾病及腦中風的重要危險因子。所以糖尿病病友

在新診斷及後續的治療過程中，必須週期性地評估以下項目：（1）身高、體重、腰圍與體脂肪等之測量。（2）血壓的測量。（3）血脂肪，包括總膽固醇、三酸甘油酯、高密度脂蛋白（好的膽固醇）與低密度脂蛋白（不好的膽固醇）。由於糖尿病本身是一個重大的心血管疾病危險因子，所以以上測量項目的理想範圍在糖尿病病友，要比在非糖尿病患者來得嚴格（見表六）。如果未能達到理想範圍，則我們在除了控制血糖，也同時必須針對這些相關代謝異常加以治療。

　　其次，由於糖尿病必須長期治療，所以人體關於藥物代謝的兩大系統，肝臟（肝功能）與腎臟（腎功能）也必須加以評估。併有肝腎功能障礙的病友，醫師必須針對這些問題選擇治療方式及使用藥物或調整劑量。

## 表五：代謝症候群的診斷基準

下列五項危險因子中，若包含三項或以上者，即可診斷為代謝症候群：

I 腹部肥胖，腰圍：男性≧90公分；女性≧80公分或身體質量指數【體重（公斤）/身高（公尺）2】≧27

II 血壓上升，收縮壓≧130mmHg；舒張壓≧85mmHg

III 高密度脂蛋白過低，男性＜40毫克/dL；女性＜50毫克/dL

IV 空腹血糖上升，飯前血糖≧110 毫克/dL

V 三酸甘油酯上升，三酸甘油酯≧150 毫克/dL

## 表六：糖尿病的治療目標（2006年美國糖尿病醫學會）

◆**血糖控制**

| | |
|---|---|
| 糖化血色素（HbA1C） | 小於7.0% |
| 飯前血糖 | 90〜130 毫克/dL |
| 飯後（兩小時）血糖 | 小於180 毫克/dL |

◆**血壓控制**　　　　　　　　　　　　　小於130/80 mmHg

◆**血脂控制**

| | |
|---|---|
| 低密度脂蛋白（LDL） | 小於100 毫克/dL |
| 三酸甘油酯（triglyceride） | 小於150 毫克/dL |
| 高密度脂蛋白（HDL） | 大於40 毫克/dL |

## 糖尿病併發症的診斷與評估

### 與大血管病變有關的檢查

　　糖尿病的病友每年至少要接受一次的足部檢查，包括感覺的檢查（如Semmes-Weinstein 單絲測試）、足部構造及活動度的檢查、血管硬化與阻塞的檢查（如測量踝－肱係數 ABI），並檢查足部皮膚有無傷口或感染。

### 與小血管病變有關的檢查

① **尿液微蛋白檢查**：尿液除了可以提供檢驗尿糖之外，我們還可以藉由檢驗二十四小時尿液檢體的微蛋白總量，來早期偵測糖尿病腎病變。微蛋白尿會在臨床蛋白尿出現之前就可以檢知，因此有較高的敏感

度。由於臨床蛋白尿出現之後，腎絲球廓清率就會開始慢慢下降，其中有部分病友就會進展到末期腎衰竭（見第六節）。而早期的糖尿病腎病變，血液的腎功能檢查（如尿素氮及肌酸酐）都是正常的。因此糖尿病病友如果在診斷時尿液並無臨床白蛋白尿，就應該做微蛋白尿液檢查。

② **眼睛檢查**：糖尿病會造成視網膜病變和白內障等眼疾。前者如果未能及早診斷並加以治療，有可能導致失明。新診斷的糖尿病病友應到眼科請醫師做眼底檢查，如爲正常應每年再追蹤檢查一次。如發現有視網膜病變，則應由眼科醫師做治療，以避免惡化而影響視力。

西醫篇

## 第二章

# 西醫看糖尿病的預防與治療

## ▌糖尿病的預防

　　糖尿病可以預防嗎？要如何預防呢？讓我們先來瞭解一下什麼是「預防」。預防並不是僅限於「免於生病」而已。廣義的預防，包括預防糖尿病的發生（初段預防）；對於已經發生的糖尿病，能夠及早發現並加以妥善治療，以避免併發症的產生（次段預防）；以及針對已經發生的併發症加以治療和復健，以減少殘障和死亡（末段預防）。在這一節我們先談初段與次段預防。

### 初段預防：

　　第一型糖尿病（占臺灣糖尿病病友約1～3％）由於多為自體免疫或不明原因引起的，也沒有很強的遺傳體質，所以從西醫的觀點我們很難預防它的發生。占最大比例（臺灣約95％）的第二型糖尿病，則是由遺傳體質和環境因子共同造成的。我們不能決定要當誰的子嗣，但是我們可藉由關心和瞭解我們親人的健康情形，來知道自己是否為第二型糖尿病的高危險群。另一方面，環境因子則是可以改變的，避免各項危險因子的存在，包括：熱量攝取過剩、肥胖、缺乏運動與吸菸等，是避免糖尿病侵犯的不二法門。即使是遺傳傾向很高的朋友，經由良好的飲食與生活習慣控制，也可能延緩甚至避免糖尿病的發

生。

## 次段預防：

　　想要早期發現與治療糖尿病，最重要的是對自己健康的關注與對糖尿病的認識。具有家族病史或遺傳傾向的朋友，除了前述的健康生活型態應注意之外，最好還要定期接受健康檢查。同時明瞭糖尿病的

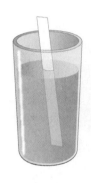 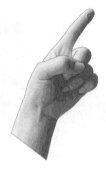 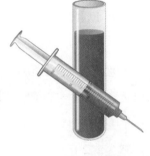

### 尿液檢查

顯示葡萄糖是否出現，同時亦有助於其他可能與糖尿病無關問題的診斷。

### 血液檢查

在早餐前和飯後兩小時抽血檢查，藉以檢查身體處於葡萄糖的情形。脂肪和脂肪酸亦可同時被檢測。

### 糖化血紅素

這是一種特別的血液檢查，可以反映過去2～3個月糖尿病控制得好不好。

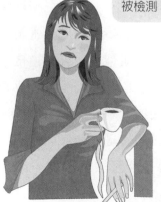

### 生活型態的評估

不良的飲食習慣、壓力或缺乏運動和糖尿病有極大關係。你的糖尿病衛教師會詢問你的運動習慣，以檢查你是否具有危險的常見因子。重點會放在你生活中的壓力種類、飲食攝取的內容以及運動量的多寡。

# 血糖儀的使用步驟

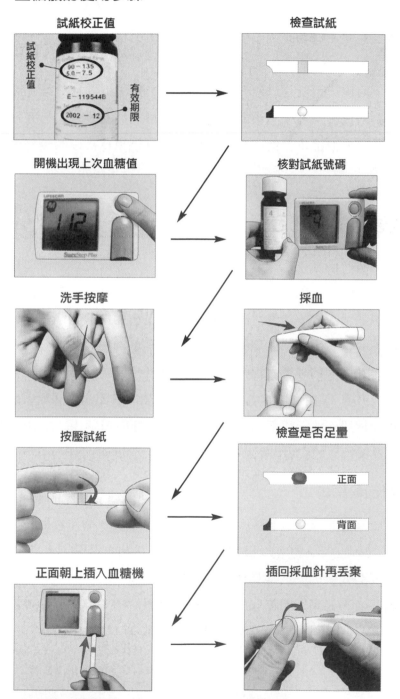

試紙校正值　　　　　　　　　　檢查試紙

開機出現上次血糖值　　　　　核對試紙號碼

洗手按摩　　　　　　　　　　　採血

按壓試紙　　　　　　　　　　　檢查是否足量

正面朝上插入血糖機　　　　　插回採血針再丟棄

不同的機型可能使用方式略有不同，應自行詳閱說明書。

各種相關症狀，一旦有疑似早期糖尿病的表現應即就醫診治，以免因為資訊缺乏或諱疾忌醫而延誤病情。

以上的預防策略是以個人的觀點而言，如果以國家的衛生施政而言，則對國民提供糖尿病相關的衛生教育可視爲初段預防，在社區或針對高危險族群提供血糖或尿糖的篩檢，可以視爲次段的預防，而整合社區糖尿病照護資源的糖尿病共同照護網則爲末段預防。

# 糖尿病的藥物治療

糖尿病的治療包括針對糖尿病本身的治療，以及針對前述相關代謝異常及危險因子的治療，兩者的治療必須都要達到理想目標才是良好的糖尿病治療。本節先討論前者。我們現在知道糖尿病是一種全身性的代謝異常，因此糖尿病的治療必須包含藥物與非藥物多管齊下才能奏效。糖尿病的非藥物治療包括飲食控制及運動，以及生活習慣改變（如戒菸等），將在本書第三及第四章討論。本節先說明糖尿病的藥物治療。糖尿病的治療藥物又可以分爲口服降血糖藥物（OAD）和必須使用注射投藥的胰島素兩大類：

## 口服降血糖藥物

由於醫藥的進步與發展，如今我們已經有了多種作用機轉各不相同的口服降血糖藥物可以搭配使用，以下爲病友介紹常見的藥物種類。（表七）所列的爲常見藥名，但是有些同一成分的藥物可能會有多種商品名，如果不明瞭您所服用的藥是屬於哪一類，應向您的醫師詢問。兒童、孕婦（可能是妊娠糖尿病或是原有糖尿病的病友懷孕）

## □塞唑烷二酮類藥物的作用機轉

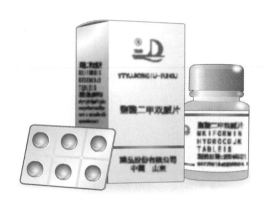

目標細胞

> 降血糖藥並不是運動或飲食的代替品，它只有在醫師給予處方時才使用。

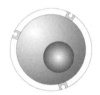 

服用前：接受器很少　　服用後：接受器增多

或哺乳的糖尿病病友在一般狀況下，並不建議使用口服降血糖藥，除非是經過您的醫師評估認爲適合使用。

### 1.磺醯尿素類藥物（Sulfonylurea）：

　　這是最常被使用的糖尿病藥物之一，它的作用機轉是促進胰島素分泌。我們知道第二型糖尿病的病理機轉（見「第一章：糖尿病有哪幾種類型」）是由於胰島素接受體減少，（胰島素抗性）合併相對的胰

## 表七：糖尿病口服藥物的主要類別及藥名舉例

| 藥物種類 | 藥品名（商品名®） | 作用機轉 |
|---|---|---|
| 磺醯尿素類藥物<br>（Sulfonylurea） | Chlorpropamide<br>（Diabinese®）<br>（特泌胰）<br>Glibenclamide<br>（Euglucon®）<br>（優爾康）<br>Glipizide<br>（Glidiab®）<br>（泌樂得）<br>Gliguidone<br>（Glurenorm®）<br>Gliclazide<br>（Diamicron®）<br>（岱密克龍）<br>Glimepiride<br>（Amaryl®）<br>（瑪爾胰） | 刺激胰島素分泌 |
| 美格替耐<br>（Meglitinide）類 | Repaglinide<br>（Novonorm®）<br>（諾和隆） | 刺激胰島素分泌 |
| D-phenylanaline類 | Nateglinide<br>（Starlix®）<br>（使糖立釋） | 刺激胰島素分泌 |
| 雙胍類（Biguanide） | Metformin<br>（Glucophage®）<br>（庫魯化） | 減少肝臟製造葡萄糖，減輕體重，促進葡萄糖利用，減少胰島素阻抗 |
| $\alpha$－配醣酵素抑制劑<br>（$\alpha$-glucosidase inhibitor） | Acarbose<br>（Glucobay®）<br>（醣祿） | 減少葡萄糖吸收 |
| 噻唑烷二酮<br>（Thiazolidinedione）類 | Rosiglitazone<br>（Avandia®）（梵帝雅）<br>Pioglitazose（Actos®）<br>（愛妥糖） | 減少胰島素阻抗<br>（胰島素增敏劑） |

說明：糖尿病口服藥物種類繁多，僅依其作用機轉列舉代表性藥物。同一藥物可能有不同的商品名及中文譯名。

島素分泌不足所產生，但是在早期第二型糖尿病病友並未失去製造胰島素的能力，所以可以藉由刺激胰島素的增加製造來克服胰島素抗性，以達到降低血糖的目的。第一型糖尿病的病友因為不能製造胰島素，所以磺醯尿素類藥物是無效的。磺醯尿素類藥物必須要注意的是它可能會過度刺激胰島素分泌而引起低血糖，所以病友必須要按照醫師的指示服用，且在服藥後半小時內進餐，並熟知低血糖的症狀及處置方法。老人家或自我照顧有困難的病友可考慮隨餐或在餐後服藥，以避免低血糖，或是避免使用這個藥。其他的副作用不多見，但少數病友會有輕微肝功能指數上升的情形，通常在停藥或換藥後便會改善。原有肝腎機能障礙的病友應由醫師評估是否使用此類藥物。

## 2.美格替耐（Meglitinide）類與D-phenylanaline類：

　　這兩類是近年來新發明的藥物，其作用機轉和磺醯尿素類似，都是刺激胰島素分泌。其特點是作用時間超短，可以隨餐或是在餐前短時間服用，降低餐後血糖升高的情形，但是較不容易發生空腹（餐前）低血糖。副作用是同樣可能造成低血糖（雖然機會比較低），其他包括腸胃不適、噁心及肝功能障礙等；同樣的，對第一型糖尿病是無效的。同時由於幾乎每餐都要服用，有些病友會覺得不方便。

## 3.雙胍類（Biguanide）── metformin：

　　此藥的作用機轉是經由減少肝臟製造葡萄糖、減輕體重、促進葡萄糖利用、減少胰島素阻抗等多重作用來降低血糖。雙胍類還同時具有降血脂和減輕體重的作用，對於併有肥胖或高血脂的糖尿病病友，metformin 是一個理想的藥物。Metformin最常見的副作用是在腸胃道方面，如噁心、食慾不振、腹脹及腹瀉等。這些副作用可以藉由較低

的啓始劑量並且隨餐服用來避免或改善。此外，長期服用metformin可能會減少維生素B12及葉酸的吸收，造成老年人的貧血。雖然metformin 有可能造成乳酸中毒，但實際上非常少發生。當病友有肝腎功能障礙時應避免使用此藥，或由醫師評估決定。

## 4. $\alpha$－配醣酵素抑制劑 —— acarbose：

　　人類攝取的醣類營養素主要是澱粉和蔗糖，這兩種分子都無法由腸道直接吸收。澱粉必須先由澱粉酶（amylase）分解成爲寡糖，寡糖及蔗糖再經由 $\alpha$－配醣酵素分解成爲單糖，才能由腸道吸收。Acarbose便是藉由抑制 $\alpha$－配醣酵素的功能而減少腸道對糖分的吸收。這個藥的副作用是因爲未被吸收的醣類會被腸道細菌醱酵，及其本身滲透壓所造成的腸胃不適症狀，包括噁心、腹痛、腹脹及腹瀉等。Acarbose 單獨使用並不會造成低血糖，但如與磺醯尿素類藥物或胰島素合用，當低血糖發生時，我們如食用方糖、糖果或餅乾等在一般狀況時可提高血糖的食物，會因爲acarbose阻礙它們轉化成單糖而無法產生提升血糖的效果，此時必須直接服用葡萄糖才能提升血糖，這是必須要注意的。

## 5. 塞唑烷二酮Thiazolidinedione類：

　　這一類的藥物又被稱爲胰島素增敏劑，主要是因爲它可以增加胰島素在肝臟及肌肉的作用，藉以改善身體的胰島素阻抗。這一類的藥物具有親脂性，和食物一起服用可以增加吸收。同時其啓始作用較慢，約要服用兩個星期後降血糖的作用才會發生，約要三個月才能達到最大穩定效果。Thiazolidinedione要注意的副作用是肝功能障礙，在服藥期間要追蹤肝功能檢查。如肝功能指數GPT高過正常值三倍，

建議不要使用此藥。此藥也會造成水分滯留及體重輕微增加，如果有中重度心臟衰竭（應由醫師評估）的病友不宜使用。

## 胰島素製劑

胰島素由於會被消化系統破壞，只能以注射的方式給予。因此常讓糖尿病病友產生排斥的心理，或擔心長期治療的痛苦。其實相對於口服藥物，胰島素是比較生理性的，對肝腎等解毒系統造成的負擔較少，也比較可以減少各種糖尿病併發症的發生。而且由於科技的進步，如今胰島素注射的針頭已經細如髮絲，注射造成的不適很輕微；另外有一些藥廠設計了筆型注射器，為糖尿病病友省去抽藥的麻煩。

| 藥物種類 | 藥名 | 作用起始時間 | 作用尖峰時間 | 作用持續時間 |
|---|---|---|---|---|
| 超短效 | Lispro | 小於15分鐘 | 1小時 | 3～4小時 |
|  | Aspart | 小於15分鐘 | 1小時 | 3～4小時 |
| 短效 | Regular insulin | 0.5～1小時 | 2～3小時 | 3～6小時 |
| 中效 | NPH | 2～4小時 | 6～10小時 | 10～16小時 |
|  | Lente | 3～4小時 | 6～12小時 | 12～18小時 |
| 長效 | Ultralente | 6～10小時 | 10～16小時 | 18～20小時 |
|  | Detemir | 3～4小時 | 4～14小時 | 18～22小時 |
| 超長效 | Glargine | 4小時 | 無明顯尖峰 | 24小時 |
| 混合型 | Mixtard | 0.5～1小時 | 雙尖峰 | 10～16小時 |
|  | Novomix | 40分鐘 | 雙尖峰 | 15～18小時 |

# 胰島素的注射

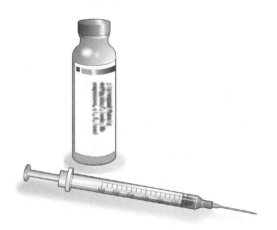

## 目標細胞

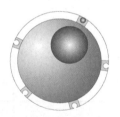 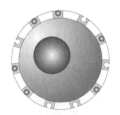

胰島素是以注射方式給予，若用口服，會如同其他食物被消化掉，醫師和護士會教你如何使用注射器。

注射前：胰島素較少　　注射後：胰島素增多

胰島素治療的適應症包括：第一型糖尿病患者、懷孕（妊娠糖尿病或是原有糖尿病的女性病友懷孕）、第二型糖尿病口服藥物效果不佳時的替代或輔助、腎功能不全、嚴重的肝功能不全、嚴重感染或是重大手術，以及糖尿病病友發生各種急慢性併發症時。

　　目前上市的胰島素製劑有很多種，它們主要的差別在於作用起始

（onset）時間、作用尖峰（peak）時間及作用持續時間（duration）的差別。藉由不同作用型態的胰島素單獨或混合使用，來達到控制血糖的目的。以下介紹常用的長期使用配合方式。

（1）每日睡前給予一次中長效胰島素，配合口服降血糖藥物使用。此方法適用於藥物作用未能達到理想控制的第二型糖尿病病患。（2）每日早晚各注射一次混合型胰島素（如Mixtard®），早上的注射用來控制早餐後、午餐及晚餐前的血糖，晚餐前的注射用來控制晚餐後一直到次日早餐前的血糖。早餐前的劑量通常約爲晚餐前的兩倍。（3）每日給予三次或以上的短效或超短效胰島素注射，配合每日一劑做爲基礎胰島素替代的長效胰島素。這個方法比較辛苦，但是最接近胰島素的自然生理節律，適合需要嚴格控制血糖值的糖尿病病友。

胰島素必須以注射的方式給予，除了某些短效的胰島素可以靜脈注射給予（這種給藥方式通常只有在醫院中才會執行）之外，必須以皮下或肌肉注射的方式給予。選擇的注射部位以組織較鬆，不易傷到神經血管的部位爲原則，包括上臂外側三角肌上方、大腿前外側、腹壁及臀部上方（見P.54圖），可以依照圖示的部位及順序施打並記錄以免忘記。目前胰島素注射針都設計成剛好的長度，一般及稍胖體型的人可垂直下針，較瘦的病友可以稍微將皮膚拉起再以約45度角下針，疼痛都相當輕微。注射部位應先以酒精棉消毒，注射後再以酒精棉輕壓傷口約10秒鐘。不要揉傷口，因爲注射的位置很淺，搓揉反而可能會使藥物逸出。

胰島素注射最大的副作用就是可能會引起低血糖，通常是因爲注射過量或是因爲非藥物治療（飲食控制及運動）的配合不良造成。不

管是使用口服降血糖藥物或是胰島素，糖尿病病友都必須熟悉低血糖
的成因、臨床症狀以及緊急自我處理的方法，因為這是良好控制血糖
的過程中有可能會發生的。知道如何偵測及處理低血糖是糖尿病病友
的必備技能。其次，少數病友會對胰島素注射產生過敏，或是因為反
覆注射而造成局部硬塊或脂肪組織萎縮，影響體表美觀及藥物吸收。
所幸晚近因為製藥的進步，這樣的副作用已經少見而且輕微。過敏方

## 胰島素的注射部位

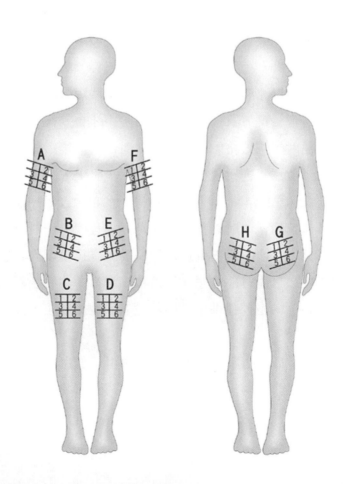

面，如果是局部的輕微紅腫或癢疹是沒有大礙的，可請醫師評估是否開立抗過敏藥物或換藥。但是如果出現嚴重的腫脹或是全身性的蕁麻疹（非常少見），就有可能是非常嚴重的過敏反應，要立刻就醫診治。

## ▎糖尿病藥物的保存

口服降血糖藥物應該放在避免日光直曬，且不要太雜亂的固定處所。同時要避免兒童容易取得的位置。一般而言，在鋁箔或膠膜內未拆封的藥可以存放一年（如果確定要長時間保存，應置於冰箱下層），拆開後置於藥盒中可保存一個月，但是如果發現錠劑潮解成碎塊或膠囊有軟化的情形則應丟棄。有時為了某些原因（比如說，鼻管餵食的病友），藥師預先將藥磨成粉狀，則更容易潮解變質，應在兩星期內使用。

胰島素製劑在常溫下可以保存一個月，所以使用中的那瓶胰島素可以不必特別冷藏。但是備用的胰島素則應放在 4 ℃的冰箱下層。注意冷凍（結冰）會使胰島素破壞而失去功效，所以絕對不可以放在冰箱上層。如果是已經抽好在針筒內的胰島素則應盡快注射。筆型注射器則沒有這方面的顧慮。

## ▎糖尿病的治療目標

糖尿病治療的目的主要是在控制血糖以及相關的代謝異常，以減少各種將來會影響壽命或生活品質的各種急慢性併發症，使其發生率降到最低。依據美國糖尿病醫學會2004年的建議，主要著重在血糖、

血壓以及血脂肪三者的控制（見表六）。

　　血糖的部分，空腹血糖值應該在90～130毫克/dL之間，餐後兩小時血糖應該在180毫克/dL以下，而糖化血色素則應小於7％。以上三個條件均符合則可視爲理想的控制。這個數值比起一般人的正常值（空腹70～110毫克/dL，餐後兩小時140毫克/dL以下，糖化血色素6％以下）要來得高一些，主要是因爲把血糖控制得越接近正常值，發生低血糖症的可能性也就越高，所以目標必須寬鬆一些。而妊娠糖尿病的血糖控制標準應該控制在空腹70～105毫克/dL，其他時間小於125毫克/dL，因爲要避免巨嬰症的發生而較爲嚴格。原則上，在避免發生低血糖症的前提下，將糖尿病病友的血糖值控制得越接近正常值，越能減少慢性併發症的發生。

　　血壓和血脂肪的部分，糖尿病病友的血壓應該控制在收縮壓/舒張壓在130/80 mmHg以下，這個數值較非糖尿病高血壓病友的目標血壓值140/90mmHg爲低，血脂肪的控制標準（見表六）也是較一般人爲嚴格。這是因爲糖尿病本身是一個重大的心血管疾病和腦中風的危險因子，所以必須儘可能地將其他可能改變的相關危險因素降到最低。許多科學研究都顯示如此嚴格控制的好處，但是相對的，糖尿病的病友們也就必需付出更多的心力，努力地和醫護專業人員配合，進行各種藥物控制和飲食控制、運動等非藥物的治療，來避免糖尿病危害我們的健康。

## ▌低血糖症的自我處置

　　當我們嘗試以最大的努力來控制糖尿病時，無可避免的會增加一

些低血糖症發生的機率。通常是一些突發的因子，如：注射過多的胰島素，服用過多的降血糖藥物，或是吃了藥而沒有進餐，或是突然而至的劇烈運動等等。自我照顧能力較差或親友照顧資源不足的人，如獨居老人，特別容易受到低血糖症的傷害。低血糖的症狀請參照「第一章：糖尿病的併發症」。

　　身為糖尿病病友或是糖尿病病友身邊的親友，應該都要備有血糖儀，並熟悉其操作方法，除了偵測血糖控制的好壞，也可以輔助發現低血糖症的發生。糖尿病病友也要記得隨身攜帶糖果或甜餅乾，如果使用acarbose的病友，則應攜帶葡萄糖粉或溶液。一旦量到血糖在60毫克/dL以下，或是雖然未測量血糖，但出現盜汗、心悸、強烈饑餓感、虛弱無力等疑似低血糖症狀，此時如果病人意識清楚應立即補充隨身攜帶的甜食。有些長效的口服降血糖藥物或胰島素會延長低血糖的時間。所以如果使用甜食沒有改善，或是稍後低血糖症狀復發，以及病患出現意識障礙或為老人等狀況，都應該立即就醫診治。

## ▍糖尿病治療的展望

　　人類科技的進展一日千里，過去曾經困擾人類的疾病，如今有許多都已經有解決之道。是否有朝一日我們可以根本治癒糖尿病，而不必再忍受長期服藥或注射胰島素之苦呢？沒有人敢斷言這是做不到的。的確由於醫學先進們的努力，已經有了一些進展，但是由於一些技術上的困難，這些方法還停留於動物實驗或少數個案的人體實驗階段，不能運用於廣大糖尿病病友族群。在澈底治癒糖尿病的方法出現之前，糖尿病病友還是要以最大的耐心和毅力來控制這個惱人的疾

病，以避免各種急慢性合併症的產生。以下介紹幾種正在發展中的新治療方法。

## 胰臟移植

胰臟移植似乎是解決第一型糖尿病病友胰島素分泌衰竭的根本方法。但是它所要面對的是困難而昂貴的手術、必須長期服用免疫抑制劑（可能有嚴重副作用），以及器官來源的問題。所以僅有很少數第一型糖尿病病友有機會接受此一治療方法。

## 胰島細胞移植

不移植整個胰臟而只移植胰島細胞是另一個考量的方向。但同樣的有許多問題，包括胰島細胞的來源、免疫抑制劑的使用、胰島細胞的分離及處理方法等。同樣的這個方法只適用於第一型糖尿病病友。晚近的文獻報告在胰島細胞移植後一年，可改善血糖調節的有20％，但不需依賴胰島素者僅有8％。

## 其他發展方向

包括藉由體外幹細胞培養以取得胰島細胞、誘導肝臟製造 $\beta$ 細胞、可以口服的胰島素製劑以及基因治療等，這些方法都還在研究中。

中醫篇

# 第三章
# 中醫看糖尿病

## ▌中醫解讀糖尿病（消渴症）

中醫是根據古代醫家經驗累積而成，在沒有檢查儀器、解剖或細胞、分子生物學的瞭解下，中醫根據症狀表現、疾病發展，歸納出一套獨特的中醫生理及病理學。傳統中醫並沒有糖尿病的名稱，但是根據糖尿病的主要表現：包括口渴多飲、多食、多尿、形體消瘦（三多一少），或尿有甜味、小便起白泡等為特徵的病症，可以歸屬在中醫學「消渴」的範疇。

「消」主要是消耗和消化的意思，包括消耗和消化飲食、水分以及形體消耗；「渴」是口渴，而且飲水不能解渴的意思，意即形容糖尿病病友會出現形體消瘦的消耗性症狀，和口渴不止的現象；早在二千多年前的《黃帝內經》，中醫就以這樣一個生動的名詞來描述糖尿病的病徵。到宋元時代，又提出「三消」的分型論治，清楚描述糖尿病在不同人身上表現出不同的症狀，將糖尿病依分型的不同作治療。到明清時代，又提出糖尿病的分期治療的觀念。

然而糖尿病和消渴兩者之間又不能說是完全相等，例如：西醫病名中的尿崩症，臨床上也會表現和消渴症同樣的症狀，卻沒有血糖高的問題。中醫的特點在以獨特的生理與病理系統去詮釋，經由全身臟腑、陰陽、氣血的調整，使病人的臟腑逐漸恢復正常狀態，即使西醫

**實 例 說 明**

鍾先生今年50歲，因為嚴重失眠、疲倦無力，去年初接受健康檢查，意外發現血糖高達205毫克/dL，於是開始吃中藥調養。吃了一個多月，睡眠改善、精神較佳，每週檢查的血糖值也由183毫克/dL、150毫克/dL，漸漸降到110毫克/dL，於是停止中藥，繼續飲食控制和運動。今年3月再做一次健康檢查，血糖又升高到235毫克/dL，於是來門診接受中藥治療，二個多月後，血糖維持在110毫克/dL左右。

看疾病的原因和病理機轉都不相同，只要辨證分型相同，就能使用相同的治病方法。中醫透過維持人體體內的平衡，在疾病症狀的治療上，都能取得一定的療效。

　　中醫治療的特色主要藉由望聞問切、四診合參、辨證論治，以中藥來進行治療，作用著重於臟腑生理功能的調整，並非專注於降低血糖。若服用西藥來降血糖，鍾先生可能不用花上二個多月的時間，血糖便可下降到標準值內；中藥在調整臟腑功能達到平衡的同時，可以使不舒服的症狀得到解除，而且身體的代謝情況正常了，病友血糖的控制也就更加穩定，亦可預防併發症的發生，生活品質得到提高。

## ▌中醫看糖尿病的病因和病機

　　中醫依照消渴症症狀、病情輕重不同，又分為上消、中消、下消，合稱「三消」。「上消」以口渴多飲為主症，這種口渴指的是大量飲水仍然覺得口渴的症狀，病因上認為是肺中燥熱，又稱為消癉、膈

消或肺消；「中消」以吃很多但是仍覺得餓，而且身體日漸消瘦為主
要症狀，病因為胃中有火，所以又稱為消中、胃消；「下消」以小便
多而且頻繁、起白泡、有甜味，腰腿消瘦為主症，病因主要是腎陰虧
虛，又稱腎消。

　　在病因病機方面，中醫認為本病主要由於「素體陰虛，飲食不

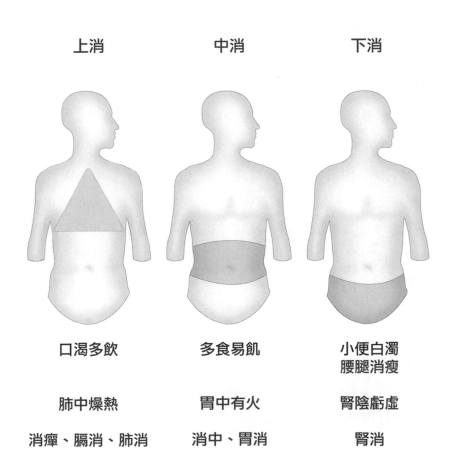

| 上消 | 中消 | 下消 |
| --- | --- | --- |
| 口渴多飲 | 多食易飢 | 小便白濁<br>腰腿消瘦 |
| 肺中燥熱 | 胃中有火 | 腎陰虧虛 |
| 消癉、膈消、肺消 | 消中、胃消 | 腎消 |

節，再加上情志失調，勞欲過度」所致。所以中醫當時雖然不知道血糖的存在，但是根據觀察、體驗的結果，已經發現這種疾病有體質和飲食上的問題：

■ **素體陰虛**：病友多有一先天不足的體質因素，如同現在所提的基因遺傳因素有關；而且第二型糖尿病多發生於中年以後，中醫看中老年之後，形體漸漸衰老，胰島細胞也隨之退化，因而逐漸發病；所以《黃帝內經》中提到：「五臟皆柔弱者，善病消癉」，其中消癉就是消渴。

■ **飲食不節**：喜歡吃甜食、油膩、燒烤、油炸、辛辣的食物，加上活動過少、形體肥胖，都是糖尿病的高危險群；所以《黃帝內經》中也指出「此人必數食甘美而多肥也」。

■ **勞欲過度**：因為糖尿病表現為一消耗性疾病，太過思慮憂愁或疲倦、精神緊張、勞累過度，都會造成氣滯血瘀，久了會化熱化火，更加重身體的耗損，最後導致糖尿病的發生。現代醫學也已經觀察到，精神因素會刺激腦中的下視丘，繼而興奮交感神經，使胰島素分泌減少，導致血糖上升。

　　因此我們可以知道，中醫認為消渴症病變的臟腑著重在肺、胃（脾）、肝、腎，而以脾、腎為關鍵。中醫認為腎為先天立命的基本，不論是基因、體質、生長發育和老化等，都屬於腎的範疇。脾為後天生化之本，主要指的是運化的功能，包括吃下去的食物、體內養分和血液的運行和變化；其實，糖尿病是各個臟腑間互相影響的結果。

　　在發病的過程中，不同階段有不同的變化，也有一定的規律：早期糖尿病主要表現為陰虛燥熱，燥熱久了會耗傷陰血；如同開水煮太

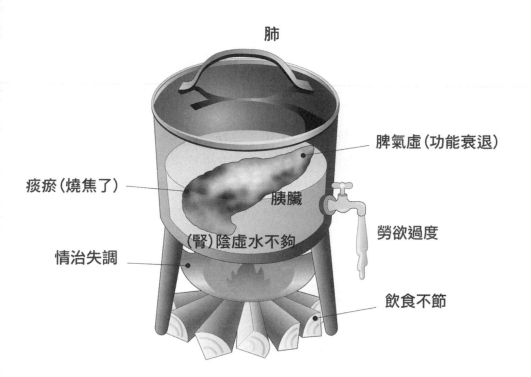

久，水分都蒸發不見了；中期漸漸出現氣陰兩虛；晚期陰損及陽或陰
陽兩虛，病友多有疲倦乏力、容易感冒、手足冰冷等等症狀。而疾病
過程中，氣機鬱滯、瘀血痰濁在病變過程中逐漸累積，以致出現癰疽
（如糖尿病足）、肺癆（糖尿病人容易有肺炎、肺結核等等的感染）、
心、腦、眼、腎等併發症出現。

## ▋ 糖尿病的辯證分型

中醫治療疾病的基本原則是「辯證論治」,在治療糖尿病時也不例外。只是糖尿病是多器官系統的疾病,因此辯證上也較爲複雜。介紹糖尿病的辯證分型,只是一個總論,是大原則,並不代表每位病友都是如此;這裡講辯證治療的大原則,而分型往往是因人而異,並且臨床上大部分病友都是各個證型間互相摻雜的。

之前提到中醫認爲糖尿病發病機理是由於「素體陰虛,飲食不節,再加上情志失調,勞欲過度」所致。是由先天體質因素加上後天調養不當,累及多個臟腑而成。病變的臟腑著重在肺、胃(脾)、肝、腎,而以脾、腎爲關鍵。因此糖尿病的辯證分型大致上可以根據病位(症狀表現主要部位)、病程(年齡、發病多久了),以及兼證(合併的疾病或糖尿病併發症)不同而有不同的辯證分型。在此先依病位、病程不同,介紹中醫辯證上有什麼看法;兼證不同則在併發症時再討論。

## 什 麼 是 「 辯 證 分 型 」 ?

中醫治療疾病的基本原則是「辯證論治」。很多人一定有類似經驗:同一疾病的患者給同一個中醫師看,結果每位患者的處方都不太一樣;同一患者先後去看同一疾病,處方也不太一樣,這就是辯證論治。同一疾病會因為外界的天候、節氣、個人體質、年齡、生活習慣,以及病情、症狀表現不同,而呈現不同的證型,所以處方也就不盡相同。

## 辨病位

病位就是病變的位置，每一個糖尿病病友臨床表現不見得相同，有的病友以口渴為主要表現；有的病友身體壯碩、容易餓，其他卻一點症狀也沒有；有的病友口不渴，吃得也不多，卻不明原因消瘦下來；絕大部分病友只是在健康檢查中偶然發現血糖偏高，真正以糖尿病酮酸血症或是高血糖高滲透壓非酮體性昏迷為首要表現，通常都是第一型糖尿病病友，或合併有感染症的老人家。

根據人體各個部位臨床表現程度上的不同，中醫把消渴症分為上、中、下三消。

### 1.上消：

以口渴多飲為主症，這種口渴指的是大量飲水仍然覺得口渴的症狀，病友的舌頭顏色是暗紅的，舌苔薄偏黃，舌面乾燥，皮膚乾燥。病因上認為是肺中燥熱，治療要滋陰清熱、生津止渴。

**方藥**：消渴方（花粉、黃連、生地黃、藕汁、牛乳）加減。

### 2.中消：

以吃很多但是仍覺得餓，且身體日漸消瘦為主要症狀，常常伴有口乾舌燥、便秘、舌質紅、舌苔黃等等症狀。病因為胃中有火，治療要清瀉胃火。

**方藥**：調胃承氣湯（大黃、芒硝、炙甘草）或三黃湯（大黃、黃連、黃芩）加減。若是傷陰較重、便秘不明顯的，可以用竹葉石膏湯（竹葉、石膏、人參、麥冬、粳米、半夏、炙甘草）加減。

### 3.下消：

以小便多且頻繁、會起白泡、有甜味，腰腿消瘦爲主症，有些病友會失眠多夢、舌質乾紅、舌體削瘦、舌苔少或沒有舌苔。病因主要是腎陰虧虛，治療應該要滋陰降火。有一些年紀較大的病友可能合併有腰膝痠軟無力，稍微活動就覺得喘促，形體可能比較肥胖，甚至怕冷、舌質淡、舌苔白，除了腎陰虧虛，也出現腎陽不足的症狀，治療要溫補腎陽。

**方藥**：腎陰虧虛──可用六味地黃丸（地黃、山藥、山茱萸、茯苓、澤瀉、牡丹皮）加減。

腎陽不足──可用八味地黃丸（炮附子、肉桂、熟地黃、山藥、山茱萸、茯苓、澤瀉、牡丹皮）加減。

糖尿病病友在辨證時，多數不止單純上消、中消或下消的症狀，往往口渴並合併有身體消瘦或小便白濁量多，治療上常是合併治療的。

## 辨標本、辨病程

中醫認爲糖尿病是一個體質上不足，又加上飲食、情緒、勞欲等等加重因素而病發。大部分糖尿病病友的體質偏向「陰虛」；陰虛時，體內陽的部分會相對多餘，於是呈現臟腑功能過度亢進，產生面色潮紅，自覺身體一陣一陣發熱，特別是手心、足心、胸口或背後有一陣陣熱氣。這種熱氣常常是在傍晚發作；有的病友睡覺時特別容易出汗，或身體明顯消瘦等等，這些症狀稱爲「熱象」。所以糖尿病被認爲是以「陰虛爲體，燥熱爲標」。陰虛的人本身就容易有熱象，若再加

## 什 麼 是 陰 虛 ?

陰虛大致上可說是精血或津液虧損的病理現象，指人體中的液體，包括血液、關節液，腦脊髓液、組織間液和細胞內液體等的潤滑作用缺乏；或指外排的汗水和尿液、腸液的缺乏所出現一系列症狀，如：頭暈目眩、口舌乾燥、咽乾不舒、大便秘結、耳鳴、眼睛乾澀、舌質紅絳、舌苔少或光紅無苔、脈細弱快速等，都屬於津液不足現象。

上平時飲食不重視，喜歡吃甜食、油膩、烤、炸、辣等容易上火的食物，都會再加重陰虛。因此雖說是陰虛為本、燥熱為標，二者間又互為因果、互相影響。

在糖尿病的病程來說，本質上都是陰虛，在初期以燥熱表現為主；然而燥熱太甚會耗傷元氣，所以中期常兼夾有氣虛；到末期，除了陰虛加重外，陽無所依附，而陽氣耗散，可能還伴隨陽虛證；而整個病程中，又往往離不開血瘀證；這是由於糖尿病病程中病理產物堆積的結果。

### 1.糖尿病初期：

多以燥熱為主，治療上重在清肺、胃之熱，兼以滋陰。

臨床表現主要有：口乾喜歡飲水，多吃但仍覺得飢餓，小便頻繁量多，顏色黃濁，大便乾結，舌質紅，舌面乾燥，舌苔黃，脈滑數。病友通常尚未出現血管、神經的併發症。基本上，中醫病理機轉認為是燥熱偏盛、陰津虧耗，故治療應該以滋陰清熱為主。

滋陰清熱法，要注意辨別陰虛及燥熱輕重的差別；而且，清熱藥

## 什麼是氣？

中醫所指的「氣」，可理解為在體內的「能量」或「動力」，亦可個別指某臟腑及經絡的生理功能狀態。氣虛證指全身或某臟腑功能衰退，尤其是消化系統和呼吸系統的功能不足，如同胰島細胞功能漸漸衰退。

大部分都比較寒涼，不適宜長期服用，劑量也不能太大，否則服用太多寒涼藥容易引起胃部不舒服，以及腹脹、腹瀉等胃腸道不良反應。

**方藥**：白虎加人參湯（知母、石膏、粳米、炙甘草、人參）加減。若是合併有咽喉乾燥，口臭，口瘡，牙齦腫痛，潮熱盜汗、兩顴紅赤等胃陰不足，燥熱上炎的症狀，可以選用甘露飲（生地黃、熟地黃、麥冬、天冬、枳殼、枇杷葉、黃芩、茵陳、石斛、甘草）加減。

### 2.糖尿病中期：

病程日久，陰虛燥熱並存，治療除了滋陰清熱，因為耗傷元氣，常常有一定程度的氣虛。

其主要臨床表現有：除了陰虛燥熱常見的口乾舌燥，大便乾結外，尚有頭暈目眩、自覺喘不過氣來、說話有氣無力、身體倦怠、不自主流汗等現象，且症狀越活動會越厲害；若觀其舌脈，則可看到舌質淡或紅暗、舌體胖或有齒印、舌苔白、脈虛弱無力。由於體內的動力衰退，推動力不夠，氣虛自然會導致血液循環不流暢。所以臨床症狀更會出現由於氣血運行不暢所導致的手足麻木、看東西模糊不清、

全身無力等症狀；這便是氣陰兩虛，夾熱夾瘀的表現，治療應採取滋陰清熱、補氣活血的法則。

　　**方藥**：可以用生脈散合炙甘草湯（人參、麥冬、五味子、大棗、桂枝、阿膠、炙甘草、生地黃、麻子仁、生薑）加減，或是竹葉石膏湯加減等等。

### 3.糖尿病後期：

　　若病程更久，以陰虛為主，甚至陰損及陽、陰陽俱虛。

　　陰陽兩虛型主證有：腰膝酸軟，如氣虛一樣氣短無力，但是能量不足的現象又更加重了，出現口乾但飲水不多、怕冷、四肢冰冷、顏面或下肢水腫、食欲減退、大便溏瀉、面色晦暗、陽痿、舌質淡暗、苔白而乾、脈沉細無力等症狀。陰陽兩虛證多見於糖尿病的中後期，病程十年以上居多。此型病友病程較久，臟腑功能嚴重受損，合併症多，常常合併水液代謝障礙，陰陽俱虛，又加上濕濁瘀血內阻。治療上應滋陰溫陽，補腎活血，兼以利濕化濁。

　　這裡的補腎，不同於西醫所說的腎臟，而比較偏於活化細胞的功能。中醫認為腎是先天之本，是人體最基本的功能，到老年腎氣會漸漸衰退，有點類似是指人體內每一個細胞的功能，由出生逐漸成熟到退化死亡的過程。也因此對這方面的治療效果通常比較慢，也較不容易治療，主要牽涉到細胞功能衰退老化。

　　**方藥**：金匱腎氣丸（附子、桂枝、熟地黃、山藥、山萸肉、澤瀉、茯苓、丹皮）加減。

　　另外，糖尿病病友常會有血瘀的表現，血瘀是糖尿病最重要的病

理產物，也是糖尿病併發症的重要病因。這是由於糖尿病病友容易因血脂肪增高、巨噬細胞吞噬膽固醇堆積在血管壁上，而產生動脈硬化；或是血液黏稠度增加，造成微循環障礙，導致傷口不容易癒合、容易感染等等，這些症狀最主要的表現，就是血瘀症。血瘀症的症候包括：胸悶、心痛，常是刺痛，痛處不會移動，伴隨口唇青紫；肢體麻木疼痛、肌肉痙攣、局部有腫痛、青紫或是皮膚甲錯；腦梗塞、肢體無力等病症，舌質紫暗，舌面上可以見到有瘀斑或是嚴重的舌頭下方靜脈曲張。在治療中加上活血化瘀的藥物，可以預防或延緩糖尿病慢性併發症的發生。

## 基本辯證分型參考表

| 證型 | 主要症狀 | 例方 |
|------|----------|------|
| 氣虛 | 頭暈目眩，神疲乏力，少氣懶言，自汗，舌體胖有齒痕，脈虛無力 | 四君子湯 |
| 血虛 | 面色蒼白或萎黃，唇色、爪甲色淡，頭暈眼花，心悸失眠，月經量少色淡，手足發麻，舌質淡白，脈細無力 | 四物湯 |
| 陰虛 | 怕熱汗多或盜汗，手足心熱或五心煩熱，舌瘦紅裂，脈象細數 | 六味地黃丸 |
| 陽虛 | 畏寒肢冷，腰膝怕冷，面足浮腫，夜尿頻多，舌胖淡白，脈沉細緩 | 八味地黃丸 |
| 瘀血 | 青紫色腫塊，刺痛，痛處不移，面目黧黑，舌色紫暗，皮膚乾燥無光澤或有紫斑，脈象細澀 | 血府逐瘀湯 |

**方藥**：血府逐瘀湯（桃仁、紅花、當歸、川芎、生地黃、白芍、甘草、柴胡、枳實、桔梗、牛膝）加減，常是在根據病位、病程症狀選用主方後，酌加包括丹參、三七、白茅根、延胡索等藥物。

## ▌中醫看糖尿病併發症

糖尿病號稱甜蜜的殺手，因爲糖尿病病友一般若非血糖竄升到很高，幾乎不會察覺有任何不舒服。高血糖對身體主要的影響，來自於器官長期浸泡在高血糖中，日久便造成組織與器官損壞；這樣的危機卻容易被大多數人所忽略。糖尿病併發症若能早期診斷，在組織尚未完全破壞時，仍有治療的機會。

糖尿病慢性併發症主要是來自血管的病變，可大致分爲大血管病變和微血管病變。大血管病變包括動脈粥樣硬化造成的心血管疾病、腦中風和周邊血管疾病；微血管病變包括視網膜病變、腎病變和神經病變。在這些併發症方面，中藥治療可以預防、延緩病情進展、改善症狀，甚至效果可優於西藥。至於急性併發症包括酮酸血症、高血糖高滲透壓非酮體性昏迷以及一些急性感染症，不建議以中藥作爲主要治療，因爲中藥需經口服用，要經過人體吸收、代謝，效果較慢，應接受專業的西醫治療，可以同時合併中藥治療或待病情回穩再接受中藥調養。

在血糖的控制部分，西藥作用和藥效明確，中藥降血糖的效果較慢；但是即使血糖控制在正常範圍，仍不免產生一些令人困擾的症狀，影響到病友的生活品質，如感覺異常、肌肉無力、心律不整、食

欲不振、腹脹便秘、尿失禁、頻尿、性欲減退、無法勃起射精、皮膚乾燥等；中藥在改善這些症狀方面，有獨到之處。

　　糖尿病併發症的中醫治療，祛邪是基本原則。本病的邪實，以瘀血阻絡及痰飲內停常見，故活血化瘀、化痰滌飲爲治療本病的常用治則。以下分別簡單介紹各個併發症中醫治療原則：

## 糖尿病性心臟病

　　中醫依照糖尿病心臟病表現的症狀，可以歸於「胸痺」、「心痛」的範圍，表現上常有心悸、心慌不寧、胸痛胸悶、心痛、喘咳、水腫等症狀。認爲是在基本陰虛燥熱、氣陰兩虛的基礎上（糖尿病心臟病通常多發生於中、後期的糖尿病病友），併發痰濁瘀血痺阻心脈（冠心病），甚至氣血陰陽俱衰（心衰竭）。心血管系統在臨床體會上，大致上歸類於中醫的心，但和其他肺、脾、肝、腎都脫離不了關係。

　　若病友出現前胸刺痛，痛處固定或合併兩脅肋疼痛，夜晚加重，胸悶，這些症狀常因爲情緒波動而發病，合併有心情抑鬱、容易發怒、面色暗紅、舌質紫暗或舌面有瘀斑、舌下絡脈青紫；此在中醫辨證是屬於氣滯血瘀，可選用血府逐瘀湯加減治療。

## 糖尿病性腦血管病

　　中醫稱糖尿病腦血管病爲消渴病合併「中風」，是由於糖尿病日久，氣陰兩虛，痰濁瘀血痺阻腦絡，氣血逆亂於腦所致。

　　常見的中風後遺症有：半身不遂，或半身麻木、口角歪斜、流涎，或語言謇澀、合併有倦怠乏力、氣短、不喜言語、口乾口渴、自汗盜汗、手足心熱、心悸失眠、小便或黃或赤、大便乾、舌體胖大、

邊有齒痕、舌苔薄或見剝苔，辨證屬於氣陰兩虛，絡脈瘀阻，可選用補陽還五湯加減。

## 糖尿病足

糖尿病血管病變、神經病變與合併感染，同樣是糖尿病足的常見原因，傷口容易感染，也不容易收口。治療應在嚴格控制血糖的基礎上，配合活血化瘀、清熱解毒以及益氣養陰的中藥治療，達到促進血液循環、殺菌和增加抵抗力的作用。適當的清瘡有利於潰瘍癒合以及感染的控制，治療上要內外兼治。

傳統中醫治療瘡瘍，在傷口尚未潰破，可以用溫經通絡、活血化瘀藥物薰洗，但是因為糖尿病病友周邊神經病變，對溫熱和疼痛感覺不敏感，有病友反而因此燙傷，因此若要使用中藥薰洗，必需特別小心。對於潰破後的傷口，可以外用清熱解毒，去腐生肌類的方藥如金創膏外敷，每日換藥1～2次，促進膚肉新生。

## 糖尿病性眼病

糖尿病眼科合併症主要指的是糖尿病性視網膜病變，多發生於糖尿病中、晚期。治療上除了分辨本身糖尿病病程和症狀的分型外，還需參考視網膜病變程度。「目為肝之竅，黑睛屬腎」，中醫認為糖尿病日久，累及肝腎，而併發眼部病變。先是視網膜微循環障礙、微血管瘤、水腫、滲出、新生血管到最後機化、纖維化的變化，在中醫屬於血瘀和痰濕範疇。所以治療要補益肝腎、活血化瘀、祛痰除濕。一般來說，非增生期以活血化瘀為主，常用藥物如黃耆、生地黃、玄參、川芎、丹參。增生期要涼血止血、益氣養陰，常用藥物如生地黃、旱

蓮草、女眞子、三七、仙鶴草、蒲黃等等。

糖尿病視網膜病變初期無明顯症狀，因此定期檢查眼底、早期治療是最重要的。在平時，還可以按摩眼睛附近的穴道，如攢竹、絲竹空、睛明、四白等，以促進局部血流，達到調和氣血、疏通脈絡的作用。

糖尿病性白內障的中醫治療，早期多在根據全身症狀和舌脈辨證論治基礎上，酌加補益肝腎、退翳明目的藥物，如楮實子、莵絲子、枸杞、菊花、石決明、草決明等等。晚期仍以手術爲主。

## 周圍神經病變

糖尿病周圍神經病變中醫稱爲「消渴病痹瘻」，是由於消渴病日久，肝腎不足、氣血兩虛、絡脈瘀滯、筋脈失養所致。

若出現四肢麻木疼痛、抬舉無力、肌肉消瘦無彈性、面色萎黃、唇甲淡白、容易流汗、疲勞倦怠、心慌氣短、頭暈、舌胖質淡苔白，辨證屬於氣血虧虛，可以選用黃耆桂枝五物湯加減來治療。

## 糖尿病腎病

糖尿病腎病是糖尿病微血管併發症之一，在終末期腎功能衰竭中占首位，也是糖尿病人死亡的主要原因。中醫文獻記載消渴病日久會出現水腫、脹滿、尿濁、吐逆、抽搐和關格等等證候，都是糖尿病腎病的臨床表現。吐逆、抽搐、關格在現代醫學來看，可能是慢性腎衰竭急性惡化的階段，有時必須要透析治療。中醫認爲致病機理是脾、腎、肝的臟腑虧虛，氣陰兩虛，兼夾氣滯、血瘀、痰濕。治療尚在辨證論治基礎上，酌加利濕瀉濁、活血通絡的藥物，如丁豎朽、白蒲姜、車前子、澤蘭、丹參、桃仁、紅花等等。

　　中醫關於糖尿病併發症常用的治療方藥整理如下，臨床上還是要根據每位病友的病情，辨症治療。

## 糖尿病併發症辨症用藥參考表

| 病名 | | 辨證 | 治療方藥 |
|---|---|---|---|
| 大血管併發症 | | | |
| 冠心病 | 胸痺、心痛 | 氣滯血瘀，氣虛血瘀 | 生脈散合血府逐瘀湯加減 |
| 腦血管疾病 | 眩暈 | 肝腎虧虛，虛風內動 | 天麻鉤藤飲加減 |
| | 中風 | 氣虛血瘀 | 補陽還五湯加減 |
| 糖尿病足 | 壞疽 | 陰血虧損，熱毒內蘊 | 四妙勇安湯加減 |
| 微血管併發症 | | | |
| 糖尿病眼病 | 視朦 | 氣陰兩虛，脈絡瘀阻 | 生脈散合杞菊地黃丸加減 |
| 糖尿病腎病 | 水腫 | 脾腎兩虛 | 五苓散合眞武湯加減 |
| | | 陰陽兩虛 | 濟生腎氣丸加減 |
| 糖尿病神經病變 | 四肢麻木 | 氣血虧虛 | 黃耆桂枝五物湯加減 |

## 糖尿病的中西醫綜合治療

唐代名醫孫思邈提出消渴證「慎者有三，一飲酒、二房事、三鹹食及麵」。其把飲食療法置於第一位的觀念，和西醫治療糖尿病的觀念不謀而合。糖尿病病情變化多端而且病情往往涉及多個臟腑，不論中西醫，治療都需採用飲食控制、調節生活步調、適當運動、配合藥物治療的綜合治療方法，方可達到好的療效。但由於人們對中醫治療糖尿病的狀況不瞭解，或受到一些黑心廣告的誤導，使部分病友對中醫治療糖尿病抱持錯誤觀念，同時未能接受完整的治療規劃，結果影響了病情控制，甚至危及生命。

中醫治療糖尿病，單就降血糖作用而言，中藥一般沒有西藥快，但它注重整體調節的觀念，對於防止併發症的發生尤其有利。中醫治療糖尿病尤其適合於非胰島素依賴型病友（即第二型糖尿病）。但對胰島素依賴型患者（即第一型糖尿病）單純用中藥降血糖可能不適合，但是可以合併中西治療，有助於防止併發症的產生，因為這一類患者一旦中止胰島素治療，可能就會出現酮酸血症而威脅生命。

傳統中醫在治療糖尿病是根據臨床症狀進行辨證論治，並參考年齡、病程進展和併發症有無斟酌用藥。隨著現代醫學診斷技術的發展，新一代中醫治療糖尿病已將現代醫學檢查項目包含在內，也可以作為辨證論治時的參考，做到中醫辨證和西醫辨病相結合。

# 減緩糖尿病及其併發症的針灸治療

## 中國傳統針灸對糖尿病的治療

針灸治療根據古文記載，在距離現今1750年前的《針灸甲乙經》就根據不同的臨床辨證，提出6個穴位來治療糖尿病。例如「消渴身

熱，面赤，『意舍』主之……陰氣不足，熱中消谷善飢，腹熱身煩狂言，『三里』主之。」「脊中」位在督脈，第11～12胸椎之間，脊中旁1.5寸是「脾俞」，「意舍」在脊中旁3寸，3個穴道在同一平面上，相對於人體胰臟在背部的位置，也和內經提出糖尿病和「脾」相關的機理一樣。若是吃多仍容易餓、腹部悶熱、身熱煩躁，可以取胃經「足三里」，足三里位於小腿外側，膝眼下3寸。

之後在南宋時的《針灸資生經》提到：「凡消渴經百日以上，不得灸刺。灸刺則于瘡上漏膿水不歇，遂致癰疽羸瘦而死，亦忌有所誤傷。初得患者，可如方刺灸。若灸諸陰而不愈，宜灸諸陽。」提出初期糖尿病病友較適宜接受針灸治療，但是仍須小心，若針灸施治不當，可能有傷口潰瘍、流膿不易收口的危險。

到了明清時代，《普濟方》將所有針灸對糖尿病的治療描述得更詳細，總共提出44個治療穴位，將所有醫師會遇到的糖尿病併發症都包含在內，例如口乾、面紅，可針刺肝經穴位如太衝、行間，或取腎經的然谷，脾經的意舍、商丘等穴位；小便多，甚至小便不禁、遺尿，則可取曲泉、陰谷、陰陵泉、復溜等穴位。

總結歷代中醫醫家論述，可知古人治療消渴，多從「任脈」、「脾經」、「胃經」、「肝經」、「腎經」及脾、胃、肝、腎俞穴著手。

## 什麼是俞穴？

「俞穴」都在相當於該臟腑在人體背部的相對位置，五臟六腑各有一個俞穴。中醫認為臟腑的氣會由俞穴轉輸到背部，所以透過穴道，可以治療相對臟腑經絡的疾病。

**針 灸 注 意 事 項**

現在臺灣所有的針灸醫師都使用拋棄式針灸針，但是針灸前仍然要注意以下幾件事：

◆ 針灸前自我的準備

要穿著較寬鬆的衣褲，保持乾淨清潔。治療中，儘量不要移動身體或改變姿勢。

◆ 針灸治療黃金時間

早期診斷，早期治療最好。

◆針灸有沒有副作用？

針灸是安全、有效的物理療法，在合格、有經驗的針灸醫師施行下，都可以避免副作用。

◆為什麼要用艾灸？

艾灸適用在身體虛弱的病人，由醫師依病患體質辨證論治。

◆扎針後出血、瘀青紫一塊有腫痛現象，有沒有關係？

扎針不可避免地會刺傷綿密的微血管，皮下瘀血冰敷即會消散，所以沒有大礙。

◆針灸後的身體部位可以碰到水嗎？

針孔比毛細孔還細，針灸後回家就可以洗手、洗澡、洗頭。

## 可改善症狀的針灸穴位

要治療糖尿病，一般醫師會針灸以下穴位來改善糖尿病各症狀：

### 1.曲池 LI11

**穴名釋義**：曲，同屈；池，指水池。在彎曲手肘的時候，穴位在橫紋盡頭，有凹陷，如淺池，所以命名。

**取穴法**：在手肘外橈骨、屈肘兩骨之中。以手拱胸，取肘窩橫紋尖上即是穴位所在。貼近骨頭邊緣取穴。

**主治**：糖尿病造成的下肢水腫、口乾舌燥、咽喉腫痛。

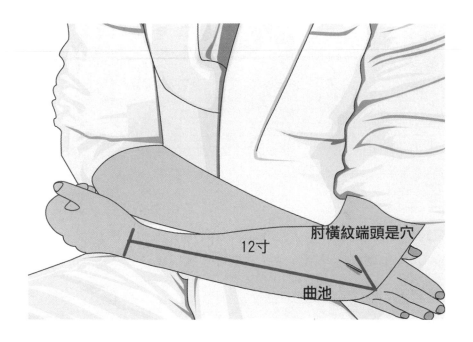

LI11指的是穴位在國際上的名稱，例如：曲池是手陽明大腸經第11個穴位，手陽明大腸經的英文名稱是Large intestine，所以縮寫為LI11。

## 2.足三里 ST36

**穴名釋義**：三里，古代名稱為三寸，穴位位於膝下3吋。

**取穴法**：正坐垂足。先取臏骨下韌帶旁的犢鼻穴，從脛骨頭之上緣沿脛骨外側往下量取3寸，或可用自己橫排的四隻手指寬度即是3吋。再

由此處向脛骨外側量取1寸，有一隆起的筋肉，按之則筋肉分開，其縫隙中就是穴位。掐按住穴位，抬舉足尖會有酸脹感。

**主治**：應用於糖尿病造成之心腹脹痛、腸鳴，主治以消化系統疾病為主。

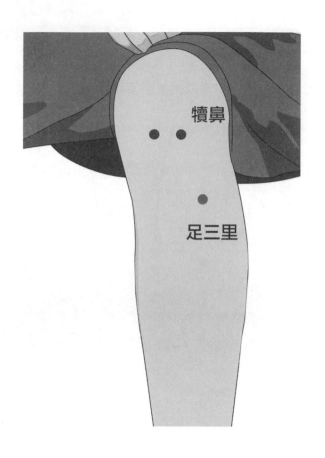

### 3.隱白 SP1

**穴名釋義**：隱，是指隱藏。白，為肺金之色。肺金之氣隱藏，故名隱白。

**取穴法**：仰臥伸足。足拇趾第一節之內側，離指甲約0.1寸。

**主治**：腹脹、喘滿、嘔吐、吃不下。

### 4.行間 LR2

**穴名釋義**：行，指循行；間，指中間。本穴位在足第1、2趾的趾縫間。

**取穴法**：正坐或臥。足大趾與次趾隙縫間，離趾縫約0.5寸，按之有凹陷處。

**主治**：少腹腫。

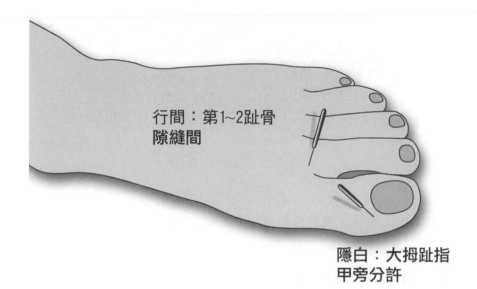

行間：第1～2趾骨
隙縫間

隱白：大拇趾指
甲旁分許

## 5.意舍 BL49

**穴名釋義**：意，指意志；舍，指處所。與脾俞平列，脾藏志與意，指脾氣所居之所。

**取穴法**：正坐，開肩取之。第11椎下，脊中旁3寸，即脾俞旁1.5寸。

**主治**：腹脹、腸鳴、泄瀉、嘔吐、飲食不下、消化不良。

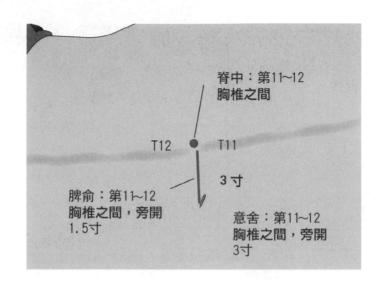

脊中：第11~12
胸椎之間

T12　　T11

3寸

脾俞：第11~12
胸椎之間，旁開
1.5寸

意舍：第11~12
胸椎之間，旁開
3寸

## 6.然谷 KI2

**穴名釋義**：然，然骨，爲舟骨粗隆；谷，指凹陷。舟骨粗隆前下方凹
陷處。

**取穴法**：臥位或側足，足內踝之前下方。

**主治**：小腹脹痛、上連胸脅、小腿酸痛、足跗腫不得履地。

## 7.三陰交 SP6

**穴名釋義**：穴在內踝上3寸脛骨旁凹陷中，爲足三條陰經的交會穴，故
名。

**取穴法**：正坐垂足或仰臥。在脛骨後緣，由內踝往上，從踝尖量3寸。

**主治**：專治脾胃虛弱，腹脹、腹痛、腹瀉。

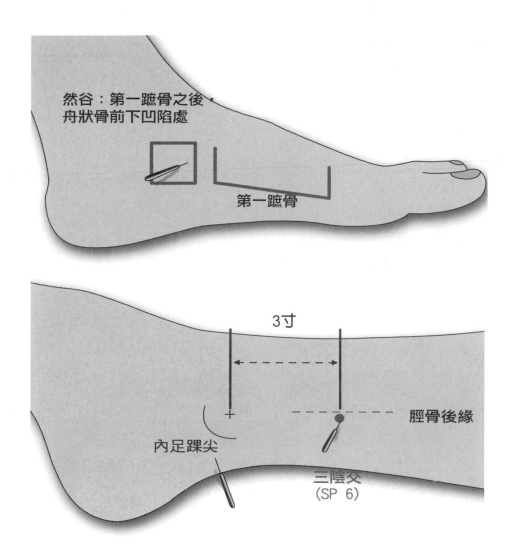

## 8.關元 CV4

**穴名釋義**：穴在臍下3寸，認為是人身體元陰元陽交關之所，所以命名為關元。

部位：在臍下3寸，橫骨上2寸（內為膀胱）。

主治：小便頻數、小腹痛、泄瀉。

## 9.中脘 CV12

穴名釋義：脘者，胃府也。本穴在劍突與肚臍的中間，當胃的中部，故名。

取穴法：臍上4寸。

主治：一切胃病、傷食不化、不進飲食、消化不良。

　　耳穴的部分，糖尿病常用的有神門、胰點、胃點、內分泌點。

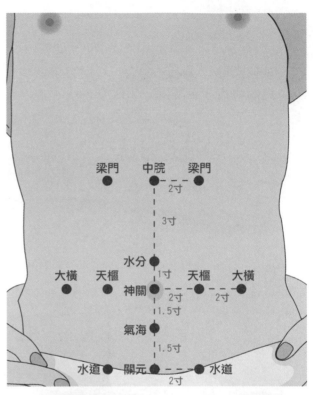

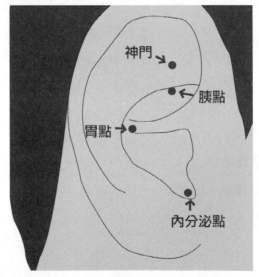

## ▌ 減緩糖尿病和併發症的穴位推拿

在皮膚肌肉的點、線、面上進行推拿，可以疏通經絡，活動滑利關節，促使氣血運行順暢，調整五臟六腑功能，增強人體抗病能力及免疫力，從而達到治癒疾病的目的。

### 人人都可以做推拿嗎？

不宜做推拿者，也就是中醫所謂的「禁忌症」，大致上可歸納為以下幾點：

（1）病程過久，病友身體虛弱，禁不起最輕微力道的推拿、按壓，如不注意這些情況，太過用力大意進行操作，會出現眩暈、休克等不適症狀。

（2）有傷口患部不宜推拿。

（3）非常疲勞和酒醉的病友，不宜推拿。

### 推拿方法及穴位（同針灸穴位）

#### 1.推法：

以指掌著力於一定部位進行單方向的推動。推時用力要平穩，速度要緩慢，著力部位要貼緊皮膚。

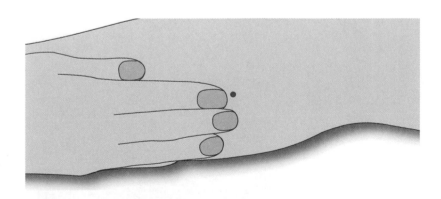

## 2.按法：

用手指或握拳時背屈側關節處，以敏捷輕快的手法，用輕重不同的力量在三陰交、行間、隱白穴位上進行按壓。

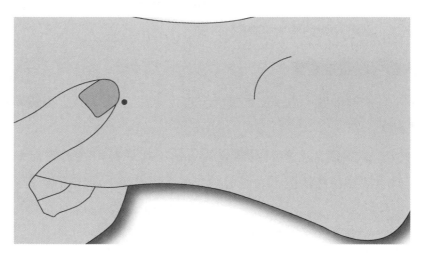

## 3.摩法：

用手掌掌心、大拇指，在身上的中脘、關元二個穴位規律地撫擦。

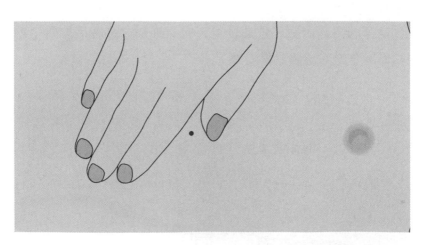

### 4.搓法：

　　用雙手掌面挾住手肘部位，相對用力，來回快速搓揉曲池穴。屬於一種放鬆手法。

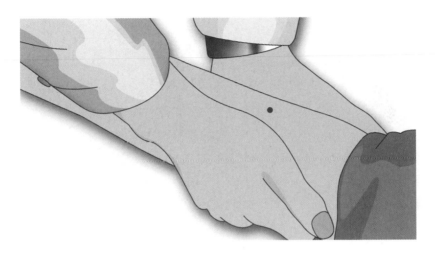

### 5.滾法：

　　用手背部近小指側的小魚際肌部分壓按在然谷穴上，以手腕部做前、後、左、右連續不斷滾動。

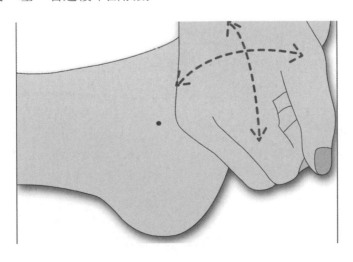

### 6.掐法：

用拇指尖和食指尖相對向的力量，以及指甲的硬度，在隱白穴用力以指甲切按，稍有痛感。

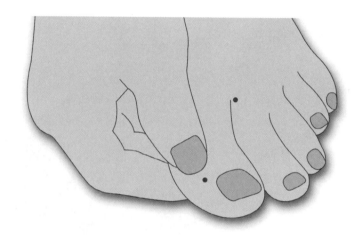

### 7.揉法：

以指腹、手掌腕根部著力，吸定於中脘、關元二穴位，做輕柔和緩的圓環轉動，一分鐘約50～60次。

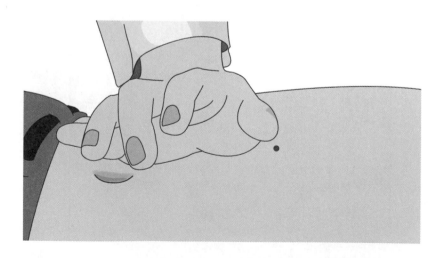

## 糖尿病的中醫藥方

　　近年來學者們以現代科學的實驗方法，研究中藥的降血糖作用，發現單味中藥如知母、人參、葛根、黃連、天花粉、黃耆等都具有輕度的降血糖作用。此外，中藥方劑如白虎加人參湯、六味地黃丸等也都有一定的降血糖作用。其降血糖作用可以通過以下幾個環節：

　　(1)降低胰島素的拮抗物，如升糖激素、生長激素等。

　　(2)促進糖分的合成，抑制糖分的分解。

　　(3)促進外周組織對葡萄糖的利用。

　　(4)調整胰島素分泌。

　　(5)增加靶細胞胰島素受體數目，促進胰島素受體結合，使胰島素的敏感性提高，使受體缺陷減輕。

　　(6)提高對胰島素的反應性，使受體後缺陷減輕。

　　(7)調節神經內分泌免疫網絡發揮作用，降低胰島素反制激素濃度，增強血糖自我穩定。

　　以下介紹中醫師治療糖尿病常用的中藥以及處方，提供病友瞭解。然而每位病友體質都不相同，表現症狀也各異，用藥上通常需適時、適量加減，應該由中醫師辨證處方用藥。若是長期服用單一處方，反而有害。

### 常用中藥介紹

#### 1.健脾益氣類

①人參

【來　　源】五加科植物人參的乾燥根。

【性味歸經】味甘、微苦，性微溫，歸
肺、脾經。

【功　　能】大補元氣、補肺健脾、生津
止渴。

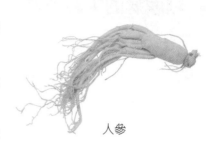

人參

【適 應 症】疲倦無力，活動則喘促不
已，食慾不振，腹瀉消化不良等全身

衰弱症狀；或是在循環衰竭出現蒼白、氣短、肌膚濕冷等症狀，用於
搶救危急病人。

【禁 忌 症】身熱、腹脹、大小便不通、失眠煩躁、血壓高等屬於實熱
證者不用人參，尤其高麗參助陽力猛，宜謹慎使用。

【對血糖的影響】人參對血糖代謝有雙向調節作用，既能使葡萄糖導致
高血糖症的血糖降低，又可使胰島素引起低血糖症的血糖升高。

②黃耆

【來　　源】為豆科植物黃耆或蒙古黃耆的乾燥根。

【性味歸經】味甘，性微溫，歸肺、脾經。

【功　　能】益氣固表，利水消腫，托毒生肌。

【適 應 症】用於慢性衰弱症狀，或抵抗力差、容易出汗、感冒及頭
面、四肢水腫的病友；以及糖尿病肢體麻痺或是瘡瘍傷口久不癒合
者。

【禁 忌 症】若是瘡瘍初起，紅腫熱痛明顯，不宜使用，可能使病程加
劇。

【對血糖的影響】黃耆多醣，具有雙向調節血糖的作用，對正常小鼠血

糖含量沒有變化，但可以使葡萄糖負荷後小鼠的血糖水平顯著下降。

③淮山

【來　源】為薯預科植物薯預的乾燥根

莖。

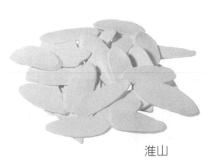

淮山

【性味歸經】味甘，性平，歸脾、肺、

腎經。

【功　能】補脾胃，益肺腎。

【適應症】用於脾胃虛弱、腹瀉、消

化不良或氣喘乏力、慢性咳嗽的病

友；食材中常用。

【禁忌症】有收濇壅氣的作用，若是細菌性腹瀉或是腹脹、大便乾結

者不宜使用。

【對血糖的影響】山藥多醣和山藥黏液質都具有明顯降血糖活性。

## 2.養陰類

①葛根

【來　源】豆科植物葛或葛藤的乾燥根。

【性味歸經】味甘、辛，性平，歸脾、胃經。

【功　能】解肌退熱，透疹發汗，生津止渴，升陽止瀉。

【適應症】用於脾胃虛弱泄瀉或炎症泄瀉的病友。

【禁忌症】多用升散太過，反傷胃氣，因此氣虛泄瀉的病友要小心使

用。

【對血糖的影響】葛根對家兔有降血糖作用，與含葛根素、大豆黃酮有

關，葛根水煎劑、醇浸劑對腎性高血壓犬有降壓作用。

②沙參

【來　　源】市面上多是北沙參，爲繖形科植物珊瑚菜的乾燥根。

【性味歸經】味甘、苦，性微寒，歸肺、胃經。

【功　　能】養陰潤肺，清熱生津。

【適 應 症】用於體虛慢性乾咳，痰少病友；以及疾病恢復期出現咽喉乾燥、口渴等陰津虧損病友。

【禁 忌 症】若是感冒咳嗽痰多者不適合。

③麥冬

【來　　源】百合科植物麥門冬，沿階草及同屬近緣植物的乾燥塊根。

【性味歸經】味甘、微苦，性寒，歸肺、胃、心經。

【功　　能】養陰潤肺，益胃生津，清心除煩。

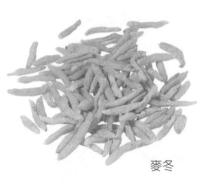

麥冬

【適 應 症】用於口乾舌燥、燥咳、乾咳病友，配合人參、五味子，可用於汗出多、虛脫的病友。

【禁 忌 症】脾胃虛寒，泄瀉病人少用。

【對血糖的影響】給予家兔口服麥冬水及醇提取物，有降低血糖作用，並能促進胰島細胞的恢復。

④天花粉

【來　　源】葫蘆科植物栝蔞乾燥的根。

【性味歸經】味甘、微苦、酸，性微寒，歸肺，胃經。

【功　　能】清熱、生津止渴、潤燥、排膿、消腫。

【適 應 症】常用於口乾舌燥、乾咳的病友；另用於乳癰、瘡瘍。

【禁 忌 症】脾胃虛寒，泄瀉病友少用；孕婦不用。

【對血糖的影響】天花粉的降血糖有效成分是一種糖蛋白，稱爲天花粉凝集素，體外試驗證明有抗脂肪分解以及促進脂肪合成與胰島素樣作用。

## 3.清熱類

### ①石膏

【來　　源】硫酸鹽類礦物（$CaSO_4 \cdot 2H_2O$）。

【性味歸經】味甘、辛，性大寒，歸肺，胃經。

【功　　能】清熱瀉火，除煩止渴，收濕斂瘡。

【適 應 症】用於許多感染性疾病熱證明顯者；牙痛、牙齦腫痛、便秘者可用；作爲外敷藥時，外敷濕疹瘡面，可減少分泌物。

【禁 忌 症】傷胃，脾胃虛弱者愼用。

【對血糖的影響】生石膏爲含水硫酸鈣，尚含有銅、鐵、鎂等微量元素；白虎加人參湯有明顯降血糖作用，人參、知母單用時有降血糖作用，但人參配伍石膏或知母配伍石膏時，其降血糖作用均得以增強。

### ②知母

【來　　源】百合科植物知母的根莖。

【性味歸經】味苦，性寒，歸肺、胃、腎經。

【功　　能】清熱瀉火，滋陰潤燥。

【適 應 症】可用於慢性消耗性疾病的發熱，有退熱效果，也用於泌尿道感染。

【禁　忌　症】脾胃虛弱、腹瀉者慎用。

【對血糖的影響】知母多醣對小鼠腹腔注射有明顯降血糖作用。

### ③黃連

【來　　源】毛茛科植物黃連的根莖。

【性味歸經】味大苦，性大寒，歸心、
肝、膽、胃、大腸經。

【功　　能】清熱燥濕，瀉火解毒，有明
顯抗菌作用。

【適　應　症】用於煩躁失眠，口舌生
瘡，炎性腹瀉或皮膚瘡癤屬熱盛者。

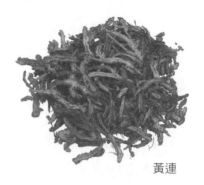

黃連

【禁　忌　症】不宜久服，損傷脾胃。

【對血糖的影響】含小蘗鹼，尚含有多種微量元素。小蘗鹼有降低血壓
作用，可能和直接擴張血管，以及其中所含「抗膽鹼酯脢」及「抗腎
上腺素」，可抑制血管運動中樞等多種因素有關；並且，它可促進細胞
再生及功能恢復、抑制肝糖元異生，和促進外圍組織對葡萄糖的酵
解、對抗升糖激素的作用，所以又可降血糖。

## 常用方劑介紹

### ①六味地黃丸

【出處】小兒藥證直訣

【組成】熟地黃、山茱萸、淮山、澤
瀉、牡丹皮、茯苓。

【功能】滋補肝腎；有鎮靜、降壓、降
血脂、利尿、降血糖、改善腎功能。

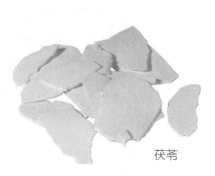

茯苓

【適應症】廣泛用於糖尿病、高血壓、眼科疾病、慢性腎炎、甲狀腺亢進等多種疾病出現自覺身熱、盜汗、煩躁、頭暈耳鳴、遺精、舌燥喉痛、腰膝酸軟、足跟作痛、舌紅少苔屬肝腎陰虛症狀者。

【使用注意】消化不良、腹瀉者，不宜使用。

②知柏地黃丸

【出處】醫宗金鑑。

【組成】熟地黃、山茱萸、淮山、澤瀉、丹皮、茯苓、黃柏、知母。

【功能】滋陰降火。

【適應症】同六味地黃丸，現廣泛用於各種疾病出現身熱、盜汗、遺精、眩暈、耳鳴、虛火牙痛、腰膝酸痛、口乾咽痛、心煩失眠等屬陰虛火旺者。

黃柏

【使用注意】脾虛、消化不良、容易腹瀉者不宜使用。

③桂附地黃丸（又名桂附八味丸、金匱腎氣丸、八味地黃丸）

【出處】金匱要略

【組成】熟地黃、山茱萸、淮山、澤瀉、丹皮、茯苓、炮附子、肉桂。

【功能】溫補腎陽，腎陰；有改善腎上腺皮質功能、強心和抗寒冷的作用。

【適應症】用於糖尿病、腎炎、慢性支氣管炎、氣喘等多種疾病，出現虛弱

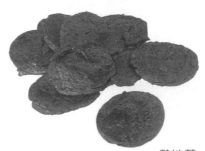

熟地黃

無力、腰痠腳軟、下半身冷或水腫、性功能減退屬腎陽不足者。近代常用來治療糖尿病腎病。

【使用注意】舌紅少苔，咽乾口燥屬腎陰不足，虛火上炎者不宜使用。

### ④生脈散

【出處】千金方

【組成】人參、麥冬、五味子。

【功能】補氣斂汗、養陰生津，有興奮中樞、減輕疲勞感、強心、升壓的作用。

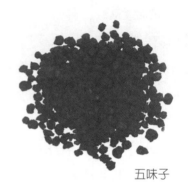

五味子

【適應症】熱傷元氣，出現肢體倦怠、心悸氣短、咳嗽喘促、口渴心煩、汗出不止者，在糖尿病心臟病中出現上述症狀者常用。

【使用注意】身有大熱、元氣未傷或有外感表邪者，不宜使用，否則反而會加重熱象、阻礙表邪散發。

### ⑤炙甘草湯

【出處】傷寒論。

【組成】炙甘草、生薑、桂枝、人參、阿膠、生地黃、麥冬、麻仁、大棗。

【功能】補氣滋陰，養血復脈，有興奮中樞，加速代謝，促進血液循環等作用。

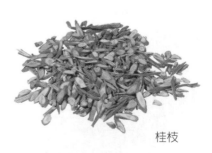

桂枝

【適應症】常用於心律不整、冠心病、貧血；或重病恢復期出現虛弱、心慌

心悸、短氣、心煩失眠、咽乾舌燥、大便乾者；或肺病久咳不癒、或痰中帶血、微喘者。

【使用注意】陰虛火旺者不宜使用。

⑥**消渴方**

【出處】丹溪心法

【組成】黃連、天花粉、生地作汁、藕汁適量、牛乳適量。

【功能】清熱潤燥、生津止渴。

【適應症】糖尿病屬上消證，出現大量喝水仍口渴不止者可用。

【使用注意】若口渴不止嚴重者，可以再酌加麥冬、石斛等生津止渴的藥物。

⑦**竹葉石膏湯**

【出處】傷寒論

【組成】竹葉、石膏、人參、甘草、麥冬、半夏、粳米。

【功能】清熱生津、益氣和胃，有退熱、消炎、止吐作用。

【適應症】常用於糖尿病人中消型，身熱、多汗、倦怠、煩躁、胸悶欲嘔、口渴喜飲、舌紅少苔者可用，或是感染症後期或中暑病患。

半夏

⑧**甘露飲**

【出處】太平惠民和劑局方。

【組成】生地黃、熟地黃、天冬、麥冬、石斛、茵陳、黃芩、枳殼、枇杷葉、甘草等分，打成粗末，每次用5錢～1兩，水煎服。

【功能】養陰潤燥、清熱利濕、宣暢氣機。

【適應症】消渴，口渴喜飲、身體消瘦、合併口腔潰瘍、咽痛、口臭口燥、牙齦腫痛、胃熱上蒸、胃陰不足症狀者可用。

### ⑨白虎加人參湯

【出處】：金匱要略

【組成】：石膏、知母、甘草、粳米、人參
（先煮石膏，再放入其他藥物，煮到米
熟，分2～3次服用）。

【功能】：清熱，益氣生津。

【適應症】消渴，屬上、中消者；或用
於中暑病友，出現煩躁、口渴需要大
量飲水，合併有身熱、大汗出、疲倦
無力、動則微喘的症狀者。

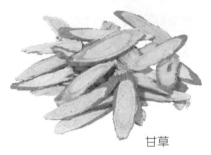

甘草

【使用注意】若是口渴明顯的病友，常加入石斛、麥冬，天花粉等藥物，加強生津解渴的效果。

### ⑩補陽還五湯

【出處】醫林改錯

【組成】黃耆、當歸尾、赤芍、地龍、川芎、桃仁、紅花。

【功能】補氣活血通絡。

【適應症】糖尿病中風後遺症，半身不
遂、口眼歪斜，合併疲倦無力、頭昏
眼花、心悸胸悶、舌色紫黯症狀等屬
於氣虛血瘀證的病友。

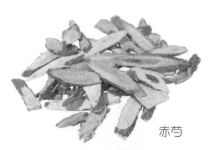

赤芍

【使用注意】若是辨證屬於陰虛有熱，或肝陽上亢、頭痛頭暈、脈弦有力者不宜使用。

### ⑪血府逐瘀湯

【出處】醫林改錯

【組成】當歸、生地、桃仁、紅花、枳殼、赤芍、柴胡、甘草、桔梗、川芎、牛膝。

【功能】活血去瘀、行氣止痛，有改善血液循環、鎮靜止痛作用。

【適應症】腦血栓、心絞痛、眼底出血或是皮膚有瘀斑瘀血屬血瘀證者可以使用；糖尿病病友加減使用活血化瘀藥，有預防及延緩併發症的作用。

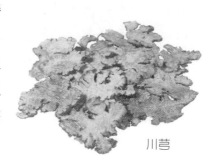

川芎

【使用注意】沒有血瘀內阻的疼痛證不宜使用；孕婦也不宜使用。

### ⑫當歸四逆湯

【出處】傷寒論

【組成】當歸、桂枝、芍藥、細辛、炙甘草、通草、大棗。

【功能】溫經散寒，養血通脈，有改善血液循環，鎮靜止痛的作用。

【適應症】可用於四肢冰冷蒼白、發酣，或合併有滲出液少的肢端瘡口；也可用於肌肉或關節寒性疼痛，遇冷加重者；或用於寒性腹痛，遇冷加重，喜溫敷者。

【使用注意】若是關節寒性疼痛，可以加入桑寄生、威靈仙或薑黃等藥物治療。若是寒性腹痛者，可以酌加吳茱萸、生薑，加強祛散胃寒。

### ⑬ 四妙勇安湯

【出處】驗方新編

【組成】金銀花、元參、當歸、甘草。

【功能】清熱解毒、活血止痛，可做爲
抗感染性的血管擴張劑。

【適應症】熱毒型脫疽、潰爛疼痛、膿
水淋漓、煩熱口渴，或癰需潰後久不
收口，又陰血耗傷者可用；常用於血
栓閉塞性脈管炎或動脈栓塞壞疽症有
上述症狀者。

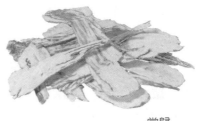

當歸

【使用注意】此方組成藥物用量都相當大，顯示感染性壞疽治療不易，
須大劑量藥物才能發揮療效；現代醫學進步，肢體若有感染或壞死，
應配合抗生素或手術清瘡治療，以免併發敗血症。

## ▌ 中西醫結合共同治療糖尿病

　　傳統中醫學在發展的過程中並沒有抽血測定血糖方法的出現，因
此傳統治療糖尿病並不是根據血糖的高低，而是根據患者出現的症狀
而決定。遠在西元200年的中醫醫籍《金匱要略》中「消渴病」的記
載，其所記錄的症狀與現代醫學的糖尿病幾乎完全相同。

### 中醫治療糖尿病的優勢

　　西醫治療的特色在於利用降血糖藥物或胰島素，控制血糖值在穩
定正常範圍，避免併發症，如酮酸血症和高血糖高滲透壓非酮體性昏

迷，強調血糖控制，避免慢性併發症。糖尿病病友若是長期血糖控制不良，出現併發症的機率較血糖控制良好的病友高；然而即使是長期血糖控制正常的糖尿病病友，仍有可能出現併發症。到目前為止，西藥對糖尿病併發症的治療效果尚不理想，可以說是西藥治療糖尿病的盲點。

而且無法避免的，即使血糖控制良好，有一些令人困擾的症狀，仍會影響到病友的生活品質，如周邊神經方面：感覺異常（包括冷熱覺、雙腳有如踩在軟墊上、麻木、刺痛）、肌肉無力、關節反射減弱、步伐異常。心臟血管方面：姿態性低血壓、心律不整。腸胃系統方面：食慾不振、腹脹、便秘。泌尿功能方面：尿失禁、頻尿、排尿無力。性功能方面：性慾減退、勃起不能、射精不能。自主神經方面：出汗異常、皮膚乾燥等。

中醫治療的特色主要著重於臟腑生理功能的調整，藉由望聞問切、四診合參、辨證論治，以中藥來進行治療，往往可以取得很好的效果，而使以上症狀得到解除，並且讓病友血糖的控制更加穩定，生活品質得到提高。

中藥改善症狀的作用，可以透過下列機轉：

(1)增加胰島素的敏感性和周圍組織對葡萄糖的攝取，有利減輕和保持體重。

(2)降低血中三酸甘油酯和增高高密度脂蛋白膽固醇濃度。

(3)降低血小板黏聚，減少血栓形成。

(4)降低交感神經興奮，有助自主神經平衡。

中藥的降血糖之藥理作用遠比西藥輕微，但安全性高。對於輕度

的糖尿病病友而言，若能愼選合適的中藥方劑，則不但能改善症狀，也能良好控制血糖。

## 中醫醫治可怕的糖尿病併發症：

糖尿病號稱甜蜜的殺手，那是因爲糖尿病病友一般若非血糖竄升到很高的程度，幾乎不會察覺有任何不舒服。但高血糖對身體主要的影響是來自於器官長期浸在高血糖之中，久了就會造成組織與器官損壞！而糖尿病併發症患者若能早期診斷，在組織尚未完全破壞時，仍有治療的機會，所以儘早診斷及治療是必要的。另外根據病情的不同，採取中西醫合併治療亦是必須的，對於西藥不應完全停用。因而中醫治療糖尿病所扮演之角色主要在於：

(1)使血糖控制的穩定度提高。

(2)減輕血糖波動所致的症狀與徵象。

(3)糖尿病慢性併發症之一度預防（防患未然）。

(3)糖尿病慢性併發症之二度預防（避免再發）。

(4)糖尿病慢性併發症之治療。

中西醫結合治療的模式：

根據經驗，通常會來尋求中醫治療的病友有幾類，其中包含：

(1)服用西藥之效果不佳

(2)血糖控制不穩定，起伏波動大

(3)服用西藥產生不適症狀

我們認爲必須先確認是否是服用西藥本身之效果不佳，還是因爲沒有遵照醫囑服藥，或是飲食沒有加以控制所引起，以及不舒服的症狀是否是西藥引起。在以上問題未確認之前，建議不應輕易停用西

藥。我們認為依病情的需要適當選擇中藥、西藥或兩者合併，再結合詳細的衛教，能使糖尿病的治療達到更理想的境界。

　　目前中西醫結合的診斷治療模式，即是以抽血、驗尿與視網膜檢查，先行診斷其嚴重程度，再依據病情決定治療方針。在臨床上第2型糖尿病已經形成了西醫辨病與中醫辨證相結合的診療模式。西醫的診斷標準，中醫也能接受與運用。中醫首先確定西醫辨病的診斷後，再行辨證論治。因此也會希望病友持續的在家自量並記錄血糖，以及每三個月定期到醫院抽血檢查飯前血糖與糖化血色素，目的就在於提供治療時短期與中長期的血糖變化，以便參考。

　　而在實際臨床上已有越來越多的病友會遵循醫師的指示，採用中西藥同時搭配服用的模式。關於中西藥在服用時如何搭配，只要把握兩種藥物不要同時服用，至少必須間隔一個小時以上的原則，並且必須遵照醫師指示服用，千萬不可僅憑自己的感覺。此外，當飯前血糖或糖化血色素飆高時，也不能一味排斥及時使用西藥降低血糖。

自療篇

# 第四章
# 糖尿病的自然療法

## ▌自然醫學對糖尿病的觀點

　　早在古埃及的時代就已經發現「糖尿病」的存在。在中國歷史上東漢時期漢醫張機，在他的著作《金匱要略》中就已經對糖尿病（當時稱「消渴症」）諸多闡述：有消穀、飲一斗、小便一斗等「三多」症狀。糖尿病的醫學名「Diabetes」相傳是由西元二世紀土耳其醫生亞力提斯（Alitis）所首先提出的。隨後在西元1776年，多布森（Dobson）醫生正式發現尿液中的甜味是由糖分所造成。直到西元1920年，多倫多大學班亭（Banting）醫生才發現糖尿病的真正元凶是胰臟所分泌出來的胰島素，這位醫生並在西元1933年榮獲諾貝爾醫學獎。

　　早期的臺灣，糖尿病較不易發生，雖然罹患糖尿病與遺傳基因有相當的關係，但在那個年代，人民生活普遍困苦，三餐能吃得溫飽就已算不錯，胰島素的分泌壓力較不複雜且大都能作用完全，所以即使有糖尿病遺傳病史，其環境因子也不利糖尿病發生，糖尿病患者自然也比較少。然而現代的臺灣，工商進步繁榮，經濟快速發展，人民生活水準提高，國人的飲食習慣也變得複雜多元，民眾可以吃的食物不但充裕多樣，更常常超過所分泌胰島素的負擔，所以糖尿病不但成為「富貴病」、「文明病」，也成為國人十大死亡病因的第五名，可見它是

## 希波克拉底

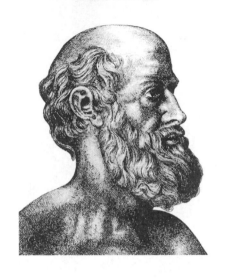

一種不容漠視的疾病。

糖尿病是一種西方醫學的疾病用語，一般來說是病友的身體對食物中碳水化合物、澱粉和糖分代謝不良所造成的一連串生化反應。當人體的胰臟沒有辦法分泌足夠的胰島素，或胰島素本身對食物中糖分作用不良時，都會造成血糖不能有效地進入細胞中運用。這樣的結果將導致心臟病、腦中風、腎衰竭、白內障、末梢神經炎等嚴重的併發症。經由統計全球約有30%的人口罹患糖尿病，其中絕大多數90%的糖尿病患者皆屬第二型，也就是非胰島素依賴者，10%糖尿病者屬第一型，即胰臟島素依賴型。

近十年來由於西方飲食文化大舉入侵，人們大量食用精製糖、油脂與紅肉，反而大大降低膳食纖維的攝取，造成體重肥胖的情形相當嚴重。當身體將大部分的精製糖轉換成快速能量來使用，胰島素瞬間大量釋出，血糖降低的速度也相當快速，低血糖肥胖患者因而日益驟增。當血糖急速下降後，身體內會刺激腎上腺分泌腎上腺素，導致肝醣分解成葡萄糖進入血液中，使血液中血糖持續上升，糖尿病因而產生。所以自然療法在針對糖尿病症的控制中，飲食型態與生活習慣的改善是主要的治療方向。

# 什麼是自然療法？

這是一種有別於西方主流醫學的醫療方式，主要是以外科手術以外的無割傷、無痛苦，且更自然、無副作用的方式來預防疾病、治療病人，例如食物、藥茶、藥膳、氣功及拔罐療法等。在以往，自然療法被視為「另類醫療」，如今已成為一套具有科學性、理論性的醫學。它具有七大哲思為理論基礎：

## Ⅰ.無害、無毒、無副作用
自然療法所施用的藥物以自然且無毒為原則，以增加身體抵抗力、免疫力，幫助身體回復健康狀態。

## Ⅱ.人類與生俱有自癒能力
自然療法醫師只是一個催化的角色，利用自然無毒的方法，去強化病人的自癒過程。

## Ⅲ.確認並治療病因
治療目的除了去除病變外，且在找出病變根源並澈底解決之，使身體回復健康。

## Ⅳ.治療整個人體
自然療法將人看成一個整體，除了肉體，還有情緒、心理、社經地位及其他因素所構成。

## Ⅴ.醫師是一位良師
醫師與病人互動良好，尤其醫師要能教育、強化且激發病人，以助其建立良好的生活方式，為自己的健康負責。

## Ⅵ.首重預防重於治療
自然療法鼓勵日常保健及疾病的預防，維持良好體質。

## Ⅶ.建立身、心、靈全面的健康
自然療法注重最佳生理狀況的保持，並且需兼顧情緒及心理的健全，以達到身心靈的和諧健康。

## 病友血液中的糖結晶

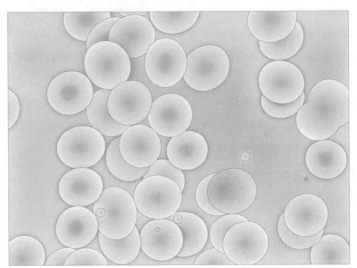

糖尿病友在飯後六小時血液中仍可見糖結晶。

## ▍自然療法對糖尿病的檢驗

　　自然療法首重「預防性」血液檢驗。由於糖尿病病友在未有「糖尿病」之前，就可能已經出現血液內糖分代謝不良的現象；正常人在日常飲食中飯後六小時以後，血液中的葡萄糖應大部分已轉變成肝醣貯存起來，此時可進行飯後血糖檢測；我們可從身體內取出一滴血觀察，若發現有鑽石般糖結晶存在，便能推測此人血糖代謝已出現不良現象（也許在抽血檢驗下，血糖值仍在正常範圍內，或超過正常範圍一些而已）。自然療法運用於預防糖尿病的發生，有其存在的價值。

# ▊ 自然醫學在糖尿病的治療方向

　　醫學之父希波克拉底說：食物就是最好的藥物；中國古代食醫常說：「病從口入。」在在顯示出飲食的重要性。長期以來，人們常常因為偏食或某些不良習慣、宗教因素而造成營養不足的現象，很多疾病往往便是因為某種營養素長期攝取不足而產生。在現代的地球生存環境，人類的食物充足，加上保存方法得當、大量生產之下，糧食短缺不足的現象不易出現，但是隨之而生的是食物毒素殘留人體的問題，毒素經由食物進入人體內，對健康的危害頗深，也是造成很多疾病的因素。所以選擇一套適合自己、無毒又營養的飲食方式，對現代人的保養健康、預防疾病而言非常重要。

## 飲食療法

　　飲食的矯正與治療不論對於第一型或第二型糖尿病都有相當成功的效果。在糖尿病病例中死於心血管疾病的比率很高，但是如果運用飲食療法，死亡率卻可大幅降低。現代人多高糖、低纖維飲食，罹患糖尿病的機會提高；病友如果採高糖低纖維的飲食習慣，死亡率的發生也比採飲食控制的病友高出好幾倍。對於糖尿病病友有益的飲食方法很多：

### 1.血糖指標（The Glycemic Index）飲食法

　　血糖指標是在西元1981年由大衛‧傑金斯博士（David Jenkins）所提出來的，這個指標是用來測量食用某些食物後血糖值的上升情形，以正常人食用葡萄糖後血糖值為100做為基礎標準。例如：食用果糖後，血糖指標為20，蒸馬鈴薯食用後，血糖指標為98；數值愈小，

表示食物轉化成葡萄糖的速度較慢，血糖較不易快速上升。這種血糖指標對患有高血糖或低血糖的病友是一種相當好的飲食指導，特別適用於碳水化合物中澱粉、蔬菜、水果的建議攝取量。基本上，對於血糖有問題的人，不論是偏高或偏低，應多攝取血糖指標低的碳水化合物。

## 一般碳水化合物的血糖指標

| 類別 | 食物 | 血糖指標 | 類別 | 食物 | 血糖指標 |
|---|---|---|---|---|---|
| 糖分 | 葡萄糖 | 100 | 五穀雜糧 | 馬鈴薯（煮） | 70 |
| | 乳糖 | 105 | | 麥片 | 51 |
| | 蜂蜜 | 75 | | 白麵包 | 69 |
| | 蔗糖 | 60 | | 全麥麵包 | 72 |
| | 果糖 | 20 | | 玉米 | 59 |
| | 楓糖 | 18 | | 玉米片 | 80 |
| | 糖蜜 | 14 | | 燕麥片 | 49 |
| 水果 | 蘋果 | 39 | | 義大利麵 | 45 |
| | 香蕉 | 62 | | 米飯 | 70 |
| | 橘子 | 40 | 豆莢類 | 青豆 | 39 |
| | 橘子汁 | 46 | | 扁豆 | 29 |
| | 葡萄乾 | 64 | | 腎豆 | 31 |
| 蔬菜 | 甜菜 | 64 | 其他 | 冰淇淋 | 36 |
| | 紅蘿蔔（熟） | 31 | | 牛奶 | 34 |
| | 紅蘿蔔（生） | 36 | | 堅果 | 13 |
| | 馬鈴薯（蒸） | 98 | | 香腸 | 28 |

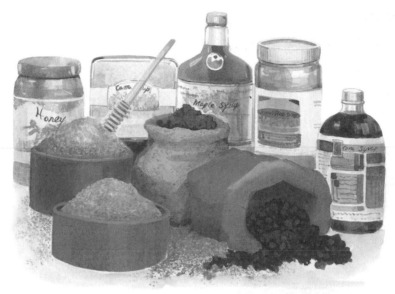

血糖指標較低的糖類

## 2.高纖維高多醣類飲食法（HCF Diet）

「高纖維高多醣類飲食法」（A high-Carbohydrate, high-Fiber Diet）是由詹姆士・安德森 （James Anderson）醫生所提倡的，經過許多實驗後發現，在糖尿病的臨床上有很好的控制效果。這種飲食方法主要鼓勵病友大量攝取五穀雜糧、豆莢類、粗纖維蔬菜，嚴格限制精製糖與油脂類的攝取；在熱量卡路里的分配是：碳水化合物占70％，蛋白質占20％，脂肪占10％，每日所攝取的膳食纖維約100公克左右。這種飲食方法的好處如下：

■降低飯後血糖暴增的機會及避免造成低血糖症。

■增加組織對胰島素的敏感度。

■降低膽固醇與三酸甘油脂，提高高密度膽固醇（HDL）。

■降低體重，維持良好的理想體重。

如果將「高纖維高多醣類」飲食法再細分的話，病友所需的碳水化合物中有50％來自五穀雜糧，48％來自蔬菜和水果，2％來自脫脂牛奶與瘦肉。蛋白質中有50％來自蔬菜和水果，36％來自五穀雜糧，14％來自脫脂牛奶和瘦肉。脂肪中有60％是來自五穀雜糧，20％來自蔬菜和水果，12％是從脫脂牛奶與瘦肉而來。這種高纖維高五穀雜糧的飲食對第一型糖尿病病友效果奇佳。在一個實驗中，16位第一型糖尿病病友採用「高纖維高多醣類」飲食法，使血糖控制下降38％，不僅飯前與飯後血糖下降，連尿糖的狀況也有明顯改善。此類飲食法廣受歐美國家的病友歡迎。

### 3.改良式高纖維飲食法（The MHCF diet）：

流行病學的研究和各種臨床上的實驗都證明：罹患糖尿病的機會與每日攝取的膳食纖維量有著密切的關係。這樣的結果讓我們認知到必須嚴格限制精製糖的攝取，必須大量增加攝取高纖維的五穀雜糧。

膳食纖維分為二種，其中水溶性纖維（Water-soluble fiber）對血糖的控制才有明顯的幫助。水溶性纖維包括半纖維素（Hemicellulose）、黏漿質 （Mucilage）、膠質（Gum）和果膠（Pectin），這些水溶性纖維對醣類有減緩消化和吸收的功效，進而避免血糖快速上升、增加胰島素的敏感性，並預防胰島素的過度分泌，促進肝臟對血中葡萄糖的利用，最終對降低血糖值發生相當良好的效果。大部分的植物細胞壁都是水溶性纖維的成分，特別是豆莢類、燕麥麩、堅果類、車前子殼、梨子、蘋果和大部分的蔬菜。所以最理想的糖尿病飲食原則是攝取大量的植物和蔬菜水果，因此，每日至少攝取50公克的纖維是最適當的量。

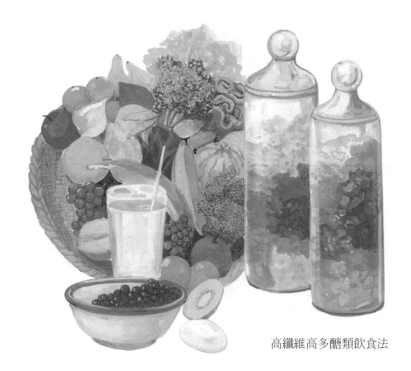

高纖維高多醣類飲食法

## 營養補充品療法（Nutritional Supplement）：

近年來科學對食物中某些營養成分的研究，得到非常多正面的結果；食物中的營養素如果劑量使用得宜，不但可以保健、預防疾病，更可用來治病、改善病症。大自然中的植物、動物、礦物都含有很多有用的營養素，經由科學製藥萃取的技術，將其濃縮製成藥錠或粉末膠囊，甚至成液狀，成為營養補充品，包含維他命、礦物質及其他營養素等：

### 1.鉻元素（Chromium）：

鉻存在於人體肝臟、腎臟、脾臟及血液內，是人體不可或缺的一

種微量礦物質。根據「美國國家研究委員會」的報告指出，當人體的胰臟分泌胰島素時，胰島素對血糖發生作用，鉻元素扮演著相當重要的角色。鉻元素能夠活化胰島素對血糖代謝的功能，幫助血液中的葡萄糖被肌肉細胞所吸收利用，因此人類的飲食如果缺乏鉻的攝取，會使胰島素無法活化，因而使醣類無法順利代謝，導致膽固醇和血糖值升高，引發糖尿病的產生。

## 鉻元素的作用經過證實嗎？自然療法都經過實驗嗎？

在1991年一項由美國農業部針對中國糖尿病病友的研究中指出，研究人員每天給予第二型糖尿病患者200微克的毗啶甲基鉻（Chromium picolinate），連續二至四個月，結果這些病友的血糖及胰島素的濃度均有顯著的降低。其中有一組實驗者在一夜未進食後，血糖值降到129毫克/dL，而對照組僅降到160毫克/dL；用餐後2小時，實驗組血糖值降到190毫克/dL，而對照組則為223毫克/dL。（正常人禁食一夜後，血糖值約100毫克/dL，用餐後2小時血糖值約120毫克/dL左右）。另一項由「美國糖尿病協會人類營養研究中心」在「北京醫院」的研究調查，實驗組每天服用500微克二次，對照組服用安慰劑。兩個月後，實驗組顯示出血糖值大減，表示身體能有效的利用胰島素，對照組的血糖值則無明顯變化。可見鉻元素對糖尿病病友血糖值的控制有相當不錯的效果。

許多天然植物中都含有豐富的鉻元素，例如啤酒酵母（Brewer's yeast）、印度咖哩中的薑黃（Turmeric）和葫蘆巴（Fenugreek）等，只可惜這些食物在中國人的傳統飲食中較罕見，這或許也可以為國人罹患糖尿病者眾多，找到一種原因。

## 2.維生素C：

維生素C的主要功能是製造膠原蛋白（Collagen），而膠原蛋白是人體組織中最重要的蛋白質結構，人體內所有的結締組織都是由膠原蛋白所形成。維生素C同時是傷口癒合、組織細胞修護、維護健康牙齦和預防過多的出血瘀傷的主要成分。當人體嚴重缺乏維生素C時，牙齦易出血，傷口癒合困難，皮膚易有出血性瘀傷，感染發炎次數增加，甚至焦慮症、憂慮症都會相繼而出。同時維生素C也是免疫功能中不可或缺的營養素，在形成與免疫機制中神經傳導物質與荷爾蒙有關。胰島素有促進維生素C運送至細胞中的功能，所以往往很多糖尿病病友在缺乏胰島素的情況下，細胞內的維生素C也因而缺少，由此可以說明糖尿病病友因維生素C不足，易有傷口難癒合、眼睛視網膜血管易出血、膽固醇升高與免疫力下降等併發症。

實驗證明每日攝取高劑量維生素C約2000毫克，可以降低糖尿病病友紅血球內山梨醇（Sorbitol）的凝結，也可以抑制蛋白質的糖化作用。山梨醇的凝結與蛋白質的糖化，是糖尿病引發眼睛與神經細胞病變的兩大主要原因。在最近的一篇科學報告中指出，每天給糖尿病第一型青年500毫克維生素C，持續60天並觀察記錄紅血球中山梨醇的凝結，在將近30天的時間，其山梨醇凝結有降低的狀況，顯見高劑量維生素C的補充，有助於糖尿病第一型與第二型病友預防多種神經、血管和眼睛併發症。

## 3.菸鹼酸（Niacin）：

菸鹼酸就是維生素B3，是酵素的一種，對於人體內澱粉、脂肪、膽固醇的代謝、能量的產生，甚至性荷爾蒙與腎上腺荷爾蒙的製造，

都扮演著很重要的角色。菸鹼酸的功能就如鉻元素一樣,在糖尿病與低血糖症的病理代謝過程中,扮演葡萄糖耐受因子(編註)的角色,對於人體在運用肝醣或血糖有調適的效果。菸鹼酸在營養食品中是以菸鹼醯酸(Niacinamide)的形式存在,實驗證明對於第一型糖尿病的預防與保健有著相當顯著的效果。菸鹼酸可預防胰臟細胞中β細胞的破壞,也可促進β細胞分泌胰島素的功能,甚至可降低人體對胰島素的需求量,菸鹼醯酸對第一型糖尿病病友而言是一大福音。正常情況下,對於第一型糖尿病孩童,每日建議攝取100～200毫克是比較有效的劑量。

此外,菸鹼酸對於糖尿病第一型或第二型都有降低中性脂肪與膽固醇的功能。一般降血脂藥物的副作用都很多,如果運用菸鹼酸來降低糖尿病病友的血脂,既安全又無副作用,真是一舉兩得。實驗證明,如果每日使用1公克菸鹼酸三次,可能伴有皮膚熱潮紅、胃部不適等症狀,建議慢慢逐步增加劑量,較安全且無副作用。

## 4.釩(Vanadium):

釩是一種在人體內作用非常類似胰島素的微量礦物質,在自然界是以硫酸釩(Vanadyl Sulfate)的形態存在,蔬菜水果中常能發現大量的硫酸釩,例如葡萄、荷蘭芹、蘑菇、黑胡椒。由於硫酸釩的作用很像胰島素,在人體內實際參與葡萄糖的代謝,也是胰臟分泌胰島素的輔助因子,同時更能模擬胰島素的活性;所以先進的自然療法醫師會廣泛使用在糖尿病患友身上,來降低血液中的血糖值。

根據一項由美國麻州大學研究人員針對釩與鉻兩種微量礦物質所進行的觀察,發現這兩種礦物質能夠加強糖尿病患者的胰島素活性。

美國知名糖尿病專科醫師羅伯特‧吉勒（Robert Giller）使用天然礦物質釩，幫助糖尿病病患穩定血糖值。比利時布魯塞爾大學在一項動物實驗中發現，釩化物會利用不同途徑來模擬胰島素的活性，進而安全而有效地矯正高血糖症患者。根據州大學刊登在美國2001年醫學期刊臨床內分泌學的報告，讓糖尿病病友每天攝取150毫克的硫酸釩，連續六星期，血糖值從300毫克/dL降低到160毫克/dL左右。

## 5.必需脂肪酸（Essential fatty acids）：

實驗證明Ω-3與Ω-6脂肪酸對糖尿病所產生的併發症與症狀有很多好處。尤其是γ亞麻油酸（GLA）對於糖尿病所引發的神經病變有很大改善的效果。Ω-3脂肪酸更是對預防心血管硬化病變與第二型糖尿病促進胰島素的分泌有著顯著的幫助。所以有三項良好飲食方式，對需攝取高劑量必需脂肪酸的糖尿病病友是有所助益的：

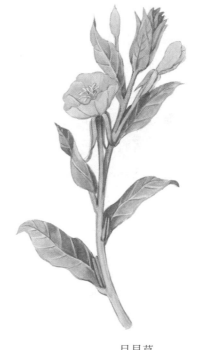

■每日增加深海魚類的攝取，如鮭魚、鯖魚、比目魚、鯡魚。

■每日攝取1茶匙（約10公克）亞麻籽油。

■每日補充500毫克γ亞麻油酸健康食品，如月見草油、亞麻籽油、琉璃苣油、黑醋栗子油等。

月見草

　　臨床證據證明糖尿病擾亂了必需脂肪酸的新陳代謝，大部分的糖尿病病友體內都缺乏必需脂肪酸的含量，因而導致微血管與心血管的病變，造成血液循環不良與神經性焦慮躁鬱症狀。這主要是因爲血液中糖分過高將會阻斷次亞麻油酸（Linoleic acid）轉變成γ亞麻油酸與dihomo-γ亞麻油酸（DHGLA），所以從食物中直接攝取富含γ亞麻油酸的月見草油、亞麻籽油或琉璃苣油是必要的預防措施。

　　Ω-3脂肪酸在上百篇的醫學報告中都顯示，其功能可以降低糖尿病病友的膽固醇與三酸甘油酯，並且對高血壓、心血管疾病、癌症、自體免疫疾病、類風濕關節炎、紅斑性痕瘡、多發性硬化症、過敏、濕疹、牛皮癬等，均有顯著的療效。此外，Ω-3脂肪酸也可以提升好的高密度膽固醇，降低中性脂肪（LDL），其好處還有下列幾點：

■降低血小板的異常凝結反應。

■降低血液的黏稠度。

■降低內皮細胞的滲透性。

■促進胰島素的分泌。

　　我們可食用深海魚油中的EPA（eicosapentaenoie acid）與DHA（docosahexanoic acid）來作爲Ω-3脂肪酸的來源，亞麻籽油也有相同的效果，其所含的α-亞麻油酸（ALA）也是一種Ω-3脂肪酸，在人體內可以自動轉換成EPA使用。

## 6.生物素（Biotin）

　　生物素的功能在於消化代謝過程中醣類、脂肪和蛋白質的利用，由於生物素的產生在小腸，且必須依賴腸內有益菌的促發，所以生物素是常常被忽略的重要營養素。在多項的實驗證明中，生物素可增加

## 深海魚，哪種效果好？該怎麼吃才正確？

**醫學實驗證明**，每日攝取2.5公克的Ω-3脂肪酸深海魚油，可以抑制血小板的凝結和血栓的形成、降低收縮壓。增加攝取深海魚類的效果，與服用深海魚油的補充品一樣。

在降低膽固醇方面，實驗證實25個高膽固醇的男人，每天攝取深海魚類或每日服用深海魚油補充品，連續五星期後，其膽固醇並未明顯下降；但是如果同時服用深海魚油補充品，加上每日攝取深海魚類，五星期後，膽固醇明顯下降，三酸甘油酯也下降，好的膽固醇卻有提升的現象。

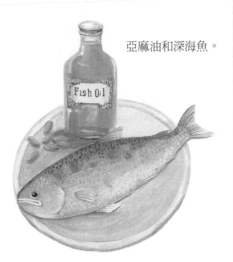

亞麻油和深海魚。

人體對胰島素的敏感度，也同時可活化醣化激脢（Glucokinase）這種體內酵素；醣化激脢是一種促進肝臟利用血中葡萄糖最重要的酵素之一。每日攝取16毫克生物素，有助於降低空腹血糖值，並穩定第一型糖尿病的血糖值。然而有一些研究顯示每日攝取9毫克生物素，對第二型糖尿病也有相似的效果。

### 7.生物類黃酮素（Flavonoids）

生物類黃酮素具有中和身體內各種過敏反應、減緩病毒感染而發炎的反應，且抑制腫瘤反應的效果。最近也有很多專家建議糖尿病病友多多攝取生物類黃酮素。生物類黃酮素例如槲皮素（Quercetin），具有促進胰臟 $\beta$ 細胞分泌胰島素的效果，也可抑制紅血球內山梨醇的凝結，所以每日攝取1公克至2公克生物類黃酮素，對糖尿病病友血糖的穩定與預防併發症效果是正面的。同時生物類黃酮素也有促進細胞間質維他命C的利用率，降低體內微血管的破裂機會，預防出血與提升免疫力的效果。

### 8.水溶性纖維（Water-soluble fiber）

植物纖維尤其是水溶性纖維，例如果膠、膠質，已經被證實對血糖的控制有正面效能，很多糖尿病專科醫生也建議病友在飲食中多攝取，以控制血糖。當糖尿病病友每日攝取14公克至16公克膠質之營養補充品，其胰島素的需要量有下降的趨勢，並且尿糖的現象也緩和許多。

## 草藥補充品療法（Botanical medicines）：

草藥學是一種最古老的自然療法，早在五、六千年前，歐洲、美洲、中國、印度就已廣泛使用。世界衛生組織（WHO）公認，有將近119種植物或草藥的衍生物被用來製成藥劑。其中在草藥學的領域中，又分為三大草藥學分支：中國草藥、印度草藥及西方草藥。

中國草藥以陰陽五行的醫學理論為根據，認為每種草藥都具有調整陰陽五行平衡的作用， 可以達到治病與健康的目的。印度醫學中的

草藥具有調整三相平衡的作用。西方則重視研究每種草藥中的特殊成分，以治療病症、改善疾病。草藥學是一種被廣泛使用的自然療法。由於中國草藥與印度草藥一直都未有科學的分析與研究，所以若能運用西方草藥學的研究方式來解讀中國與印

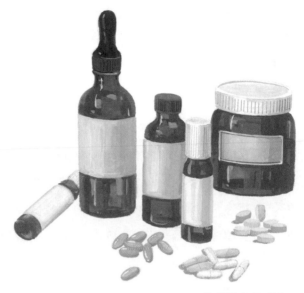

草藥補充品療法

度草藥，未來在自然療法的領域上一定會有突破性的發現與成就。

## 1.苦瓜（Bitter melon）：

　　苦瓜的學名是Momoridica charantia，屬於葫蘆科植物，普遍於亞洲、非洲、南美洲，原產地在印度。其維生素C的含量是檸檬的3倍，且所含的維生素C幾乎不會因為加熱而遭破壞。人體實驗證明多喝苦瓜汁或多吃苦瓜果實，不但不會提高血糖值，反而對降低血糖有很好的功效。苦瓜中降低血糖的主要成分叫做苦瓜素（Charantin），可藉由酒精從苦瓜當中提煉出來，是一種固醇類（Steroids）成分，其降血糖的效用比Tolbutamide降血糖藥為佳。苦瓜也富含多胜肽 與多胜肽 -P，與胰島素的成分極相似，對第一型糖尿病幫助很大。研究報告統計，讓第二型糖尿病病友每日喝57公克苦瓜汁，有助於提升73％葡萄糖耐受

力。苦瓜也富含能改善醣類代謝的維生素B1，及能抑制醣類吸收的膳食纖維。此外，糖尿病病友易導致高血壓，能同時使血糖值與血壓穩定的苦瓜是最適合的食物。

## 2.印度武靴葉（Gymnema Sylvestre）：

　　武靴葉是一種野生於印度與非洲的蔓藤類藥草植物，印度醫學（Ayurveda Medicine）以此來治療糖尿病已有兩千多年的歷史。武靴葉在印度語中稱為「Gurmar」，是「破壞糖」的意思，因為印度人發現在口中嚼幾片武靴葉，可抑制糖的甜味。十九世紀中葉，英國科學家在一項對糖尿病的研究中，發現武靴葉的顯著效果。2001年美國的《家庭醫學》期刊已證實，讓22位糖尿病患者每日服用400毫克的武靴葉，連續服用十八個月，血糖值可下降40～60毫克/dL。

　　武靴葉對降低血糖的有效成分是武靴葉酸（Gymnema acid），主要能抑制葡萄糖在小腸中的吸收。飲食中若攝取武靴葉，就算吃了很多糖分與甜食，其吸收也會受到影響，因而可抑制血糖值上升及胰島素的分泌。再者武靴葉易與舌頭接收甜味的味蕾接受器結合，使我們吃甜食時也不易感覺甜，自然而然大大降低對甜食的慾望，對改善糖尿病、預防肥胖及減肥均很有效果。除了每日建議400毫克武靴葉

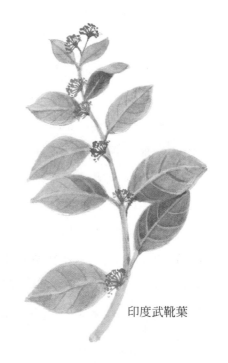

印度武靴葉

膠囊外，每日喝1000西西武
靴葉熱茶也很有效。

### 3.胡蘆巴籽

（Fenugreek seeds）：

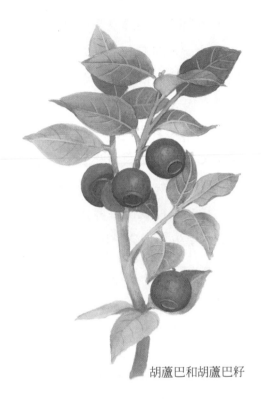

胡蘆巴是古埃及最古老
的豆科藥草植物之一，在古
希臘希波克拉底時代就被當
成對降血糖有效的藥用植
物。在印度，胡蘆巴的種籽
常被當成製作咖哩的原料。
胡蘆巴種籽在預防血糖值上
升有令人矚目的效果，因爲
其種子中含有大量的天門冬
胺基酸抗原（Aspergillas

胡蘆巴和胡蘆巴籽

antigen），當我們從食物中攝取糖分時，經由腸道吸收進入血液的葡萄
糖會讓血糖值上升，天門冬胺基酸抗原便可阻斷葡萄糖從腸道被吸收
而排出。

根據一項印度的醫學報告，原本注射胰島素的糖尿病患者在服用搗碎
的胡蘆巴種籽後，血液中的血糖值與血脂肪均有明顯下降。在1999年美國
健康期刊《JAOA》報導一項中醫學實驗，讓糖尿病患者每日服用400毫克
的胡蘆巴種子膠囊連續六十天後，其血糖值均有顯著下降。

### 4.山桑子（Bilberry）：

山桑子又稱歐洲藍莓，歐洲人長期以來將它當成藥草使用。二次

世界大戰期間，英國皇家空軍的飛行員在進行夜間突擊轟炸時，經常口嚼山桑子來促進夜視能力。經過研究單位證實，山桑子內含有大量的抗氧化成分，稱為花青素（Anthocyanosides），對眼睛中視網膜的視紫值（編註）產生作用，也對眼睛的膠原結構幫助甚多。美國印第安那大學眼科教授麥里爾‧愛倫（Merrill Allen）常常在梅約診所（Mayo Clinic）使用山桑子來治療視網膜病變、白內障、青光眼、黃班退化等眼睛疾病。建議用量約每日500至600毫克左右。當然，視網膜的病變也是糖尿病患者非常普遍的併發症，所以糖尿病病友為預防併發症的產生，山桑子是一種不可或缺的選擇。

## 5.銀杏葉（Ginkgo Biloba）：

　　雖然銀杏葉萃取素在臨床上大部分運用在人類腦血管的病變，但是對於身體末梢的微血管也有促進血液循環的效果，例如手指與腳趾，這對糖尿病病友是非常重要的。銀杏屬於杏科植物，生命力極強，據說在二億年前就存在地球上。銀杏葉萃取素含有類黃酮（Bioflavonoi）與配醣體（Ginkgolide），能促進血液

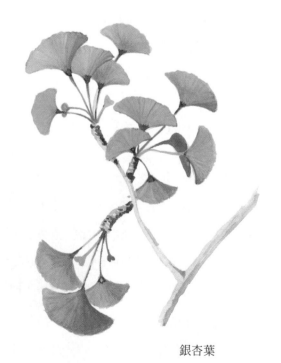

銀杏葉

循環及預防老年癡呆症，在德國與法國是得到認可的血液循環藥物，常利用在腦梗塞、中風、腦血管疾病的治療上。在一篇醫學研究中證實，33名患有長期糖尿病且併發慢性周圍動脈阻塞性的病患，參與長達六個月的雙盲實驗（double-blind experiment），一組每天服用160毫克銀杏葉萃取素，另一組則服用安慰劑，結果服用銀杏葉病患能無痛行走的次數比另一組沒服用銀杏葉病患多。可見服用銀杏葉萃取素對糖尿病病友預防或改善腦血管病變和腦中風的成效相當有用。

## 同類療法
### （Homeopathic Therapy）：

同類療法的字義來自於希臘文，「Homeo」是相似同類之意，「Pathy」為罹患之意。同類療法是使用各種植物、礦物質、動物的萃取物，加上稀釋的物質來治療疾病，以誘發相似症狀來控制相似的症狀為主要原則，相當吻合以疾病中的不同症狀來刺激人體內自然的自癒能力。同類療法是由十八世紀末，德國醫師山姆‧哈尼曼（Samuel Hahnemann）所創，主要原則有三項：

（1）以誘發相似症狀來控制相似的症狀。

（2）稀釋再萃取以獲得最濃縮的物質。

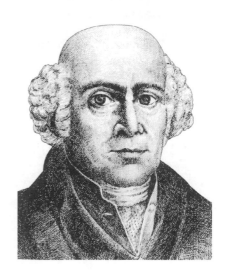

山姆哈尼曼

（3）每種疾病均有其專一、個別性。

使用同類療法的過程中，會出現一種所謂「治療性暫時危機」；由於同類療法是以快速解除疾病症狀為第一步治療，而且以相似的物質來激發人體的自癒。所以

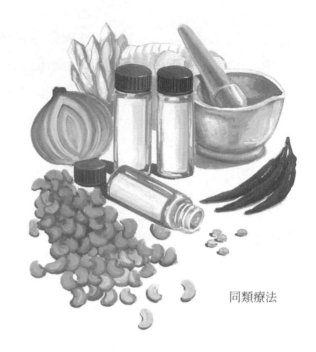

同類療法

在修護期間會出現症狀似乎更嚴重的假象，讓患者誤以為病情更嚴重，這就是「治療性暫時危機」。按照醫師治病定律的說法，同類療法若度過治療性暫時危機，人體自癒能力被激發後，將會治療到更深層的病因，而將病症完全治癒修護。

　　例如糖尿病病友可採用天然胰島素來進行同類療法。天然胰島素是從動物胰臟萃取出來，經由同類療法的製藥技術，並加以稀釋成液狀，透過舌下吸收（編註）的途徑，快速進入人體血液中，可有效幫助血液中葡萄糖的轉換與代謝，進而達到穩定血糖值，甚至降血糖的效果；在糖尿病病友藉由飲食控制血糖的方面，有很大的輔助功能，甚至對一般因糖分或澱粉攝取過多而導致肥胖者，運用同類療法，胰島素也可以達到減肥的成效。

**運動（Exercise）：**

適度的運動對於糖尿病的治療計劃是非常重要的。運動可以促進血液循環，並降低第一型與第二型糖尿病發生併發症的機率。有計畫的適度運動對糖尿病病友的優點如下：

（1）增加胰島素作用的敏感度，即使對正使用胰島素注射控制的糖尿病病友也一樣有效果。

（2）促進血糖葡萄糖的耐受性，也就是說，糖尿病病友即使吃了些澱粉或醣類，也不至讓血糖值在瞬間飆高。

（3）降低血中膽固醇與三酸甘油酯，並提高好的膽固醇，對於糖尿病病友好發心血管疾病併發症的預防有幫助。

（4）有助於降低體重，有效地控管體重，對於糖尿病病友血糖的控制有助益。

（5）促進鉻的新陳代謝，有助血糖的穩定。

（6）增加第一型糖尿病病友胰島素接受器的數量。

然而盲目而無專業計劃的運動，反而對糖尿病病友產生一些危險性，易造成所謂「低血糖症候群」的現象，而因此立即補充太多醣分，如此反而不利於血糖控制。

## 自然療法治療重點

有效的糖尿病自然療法，是全面且廣泛的治療方向，並配合病友強烈配合意願去改善自己的飲食方式與生活習慣。雖然大部分的醫療系統或專家，對第二型糖尿病的醫療技術與知識有較多的提供及較長

期的關注，但是不論第一型或第二型糖尿病，長時間的照顧、輔導並矯正不良的飲食生活習慣，都是促進病友優良生活品質的不二法門。

　　糖尿病自然療法最重要的治療，首先在於診斷出糖尿病類型屬於第一型或第二型，第二步再去瞭解其併發症的狀況，第三步則在深入瞭解糖尿病病友的飲食、生活環境與習慣，找出對於葡萄糖耐受量不利的因素，加以輔導規勸改進；進而設計一套適合的飲食計畫、適度的運動時間表，和完善且劑量正確的營養補充品，當然體重的控制是糖尿病健康計畫的重大變數。

　　當糖尿病控制不良時，除了易產生神經與血管病變外，酸中毒（Acidosis）與高滲透壓非酮體性昏迷（Coma）等易導致有生命危險的狀況都可能隨時出現，所以立即送醫或就醫是非常必要的措施。

## ▌自然療法的處方建議

### 飲食療法：

　　高纖維低油脂的飲食，多天然、少加工、少糖分的食物。豆莢類、洋蔥、大蒜，特別加量食用。

### 營養補充品療法：

1. 鉻元素：每日200～400微克。
2. 維生素C：每日約2000毫克。
3. 菸鹼酸：每日約500毫克。
4. 釩：每日約125毫克。

5. 生物素：每日約10毫克。

6. 生物黃酮素：每日約1000毫克。

7. 水溶性纖維：每日約20公克。

8. 必需脂肪酸：每日約2000毫克。

## 草藥療法：

1.苦瓜萃取素：每日50西西苦瓜原汁。

2.印度武靴葉萃取素：200毫克，每日兩次。

3.葫蘆巴籽粉：每日50公克。

4.銀杏萃取素：每日60毫克。

5.山桑子萃取素：每日100毫克。

## 同類療法：

天然胰島素：每日三餐飯後，舌下10滴。

## 運動療法：

漸進式運動，可提升50％心跳速度的運動，每週三次，每次30分鐘至1小時。

編註：「葡萄糖耐受因子」可促進胰島素和細胞膜上的接受器結合，幫助葡萄糖進入脂肪和肌肉細胞組織中，鉻和釩正是葡萄糖耐受因子的重要組成成分。

編註：視紫值是在視網膜內桿狀感光細胞中的一種物質，受到光的刺激會產生化學變化，使得細胞內膜產生興奮波，再經由視神經傳到大腦的視覺中樞。

編註：舌下吸收是將藥劑或藥錠置於舌下，由口腔黏膜吸收，進入血液循環全身，因此效果會比其他方式快。

生活養篇

# 第五章
# 糖尿病的飲食療法

　　糖尿病雖是一種終身疾病，但只需飲食、運動和藥物三方齊下，病友便可維持正常生活。其中飲食療法更是治療各型糖尿病的基礎，無論病情輕重、有無併發症、是否用藥，都要嚴格執行飲食控制。

　　糖尿病的飲食療法，主要是以均衡的營養為基礎，再配合熱量的控制，以維持血糖、血脂及血壓的穩定，並減輕肥胖，促進糖分代謝正常化。若病友忽略飲食控制，血糖代謝不穩，則不僅容易產生低血糖或高血糖等急症；若持續惡化，將逐漸形成眼睛、神經、腎臟或其他心血管病變。可知遵循適當的飲食控制，是所有病友維持健康生活的前提。

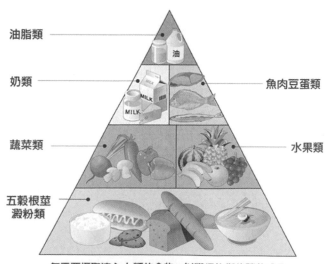

油脂類　　奶類　　魚肉豆蛋類　　蔬菜類　　水果類　　五穀根莖澱粉類

**每天要攝取這六大類的食物，以獲得均衡的營養成分**

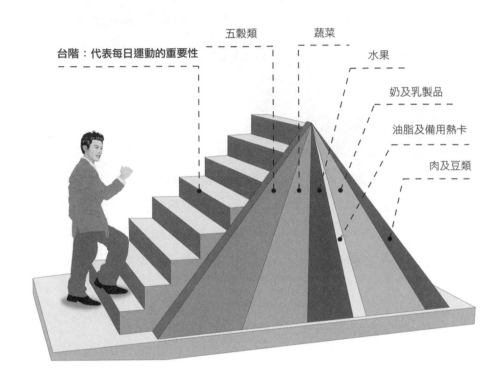

這是2005年4月19日美國農業部所修改的飲食金字塔，標題是「走向健康的第一步」。
強調要吃得適度、要運動。三角形尖端向上，從下到上分別爲：五穀類、蔬菜、水
果、油脂及備用熱卡、奶及乳製品、肉及豆類。五穀最寬，油脂及備用熱卡最窄，代
表熱量的來源應以五穀爲主，少攝取油脂和精製糖。此三角形的左側是台階，有個人
在向上攀登，代表體育活動。食物和運動合在一起成爲一個金字塔。

◆橙色(五穀類)：全穀類(如糙米、胚芽米、全麥麵包、燕麥等)食品應至少一半。

◆綠色(蔬菜)：多樣化的攝取蔬菜，多吃深綠色蔬菜、深橙色蔬菜。

◆紅色(水果)：多樣化的攝取水果，對果汁要有所節制。

◆黃色(油脂及備用熱卡)：油脂要求大多來自魚、果仁及植物油。要限制固體脂肪如牛油、奶油、豬及植物性奶油。植物油中的椰子油及棕櫚油也應限制。所謂備用卡洛里是可隨意支配的。由於口味關係，難免會吃一些帶肥的肉、乳酪、全脂牛奶、甜麵包、糖果、汽水和酒等。對健康的人來說不能超過；對糖尿病病友而言，則應儘量避免。

◆藍色(奶及乳製品)：要求脫脂或低脂。如不能喝牛奶則攝取無乳糖奶或其他鈣質來源。

◆紫色(肉及豆類)：以低脂的蛋白質來源為原則。應選擇低脂的瘦肉類，用低油的烹調方式，品種要多樣化；可選更多的魚貝、黃豆與堅果仁。

◆有氧運動：每日應至少30分鐘，兒童與青少年應有60分鐘。

# 一般糖尿病的飲食原則

不少人誤會糖尿病不可攝取含醣和澱粉類的食物。其實除需避免飲食過量造成肥胖、影響糖分代謝之外，病友其他所需的營養跟一般人並沒有兩樣。請記住一大原則：只要不超過一天總熱量限制，任何食物都需攝取，以維持均衡營養。

什麼時候需要營養師的幫忙？

◆首次得知患病時　　　　　◆身體產生病變時

◆罹患其他病症時　　　　　◆懷孕或哺乳時

◆有外出旅遊計畫時　　　　◆計畫從事另外的運動時

1.**事先諮詢營養師**：病友可依自己的營養需求、生活形態和飲食喜好，與營養師協商出適合的飲食計畫。

2.**三餐定時定量**：不僅三餐時間固定，食物量固定，每天服藥或注射時間也要固定。

3.**少量多餐**：可避免餐後的血糖高峰急劇攀升，尤其對高血糖控制極為有利。有些服用藥物效果不佳的病友，藉由分餐即可控制病情。

4.**控制飲食總熱量**：目的在維持理想體重。尤其對超重和肥胖的病友，只要循序漸進慢慢減重，通常即可改善糖分代謝問題。

5.**均衡攝取各種營養素**：以往多認為糖尿病應多吃高蛋白、低醣食物，這是錯誤觀念。實際上病友六大營養素缺一不可，多配合飲食計畫並熟悉食物代換表（請參見附錄），病友也能過得健康生活。

## 食 物 分 量 簡 易 記

◆1份主食含熱量70大卡，一般病友一日約需12～15份。1份約是1/4碗飯、1/2碗稀飯、1/2碗麵、1片薄吐司、1/4個饅頭。

◆1份魚肉蛋豆類含熱量75大卡，一般病友每日要吃2～3份，1份約是半個手掌大小。

◆1份蔬菜約含25大卡，一般病友每天要吃3份蔬菜。1份約15公分直徑的盤子一盤(相當於半碗)。

◆1份水果含熱量 60大卡，一般病友每天約需2份水果。水果可以大小區分為網球、棒球、躲避球類：海梨柑、柳丁、蘋果的大小是屬於網球類，1個等於1份的量；棒球類水果較大，像是泰國芭、葡萄柚、哈密瓜，1個是3份的量；西瓜、鳳梨、木瓜是「躲避球」水果，1/6個躲避球水果是一份的量。

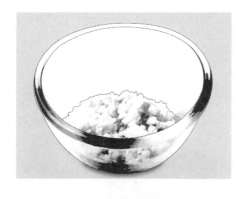

1/4碗飯

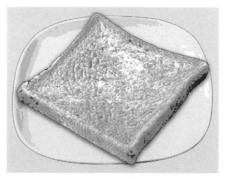

1片薄吐司

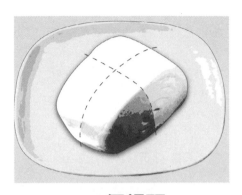

1/4個饅頭

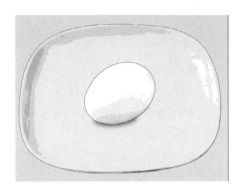

1個蛋

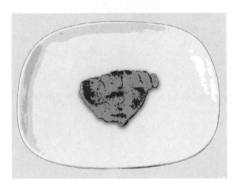

半個手掌大的一塊肉

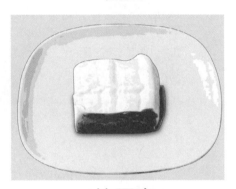

1塊豆腐

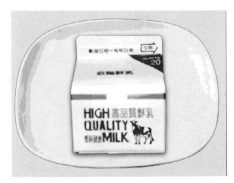

1瓶鮮奶

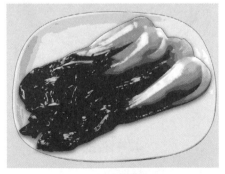

1盤青菜

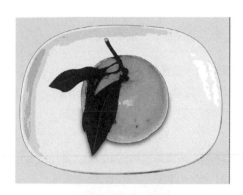

**海梨柑1個**

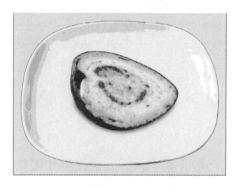

**泰國芭1/3個**

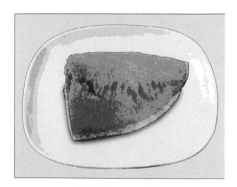

**西瓜1/6個**

**6.限制脂肪和膽固醇的攝取：**
建議病友限制像蛋黃、甲殼類海產和動物內臟之類的高膽固醇食物。室溫下為固體的油如牛、豬、羊油含飽和脂肪酸多，應避免。

**7.控制鹽分的攝取：**過鹹的食物易引起高血壓，因此建議每日鈉鹽不超過3公克。如有合併高血壓者，鈉鹽更應每日少於2公克。烹調食物時，可改用醋或薑、香草、紫蘇、蒜等香料來提味，替代鹽或醬油；並少吃醃漬、加工食品。

**8.避免精製糖製成的食物：**蔗糖、蜜糖、各種糖果、甜點心、餅乾、霜淇淋、汽水飲料等，因吸收快易使血糖明顯攀升，最好儘量避免。必要時可使用代糖。

## 什 麼 是 代 糖 ？

為了讓病友也能放心享用甜品美食，專家們一直在開發無熱量或低熱量的新甜味劑，以替代平常使用的葡萄糖、蔗糖等精製糖。一般較常見的即為阿斯巴甜(Aspartame)，也是目前公認較無副作用的人工甜味劑。其他常見人工甜味劑尚有：

◆糖精(saccharin)：是一種無熱能的甜味劑，甜度是蔗糖的500倍。曾被懷疑易導致膀胱癌，但證據尚不充分。

◆山梨醇(sorbitol)：甜度是蔗糖60%，因不會在血液中轉化為葡萄糖，所以不會影響血糖值；但大量食用易造成腹瀉。

◆另外有一種天然甜味劑：甜菊素，是從天然植物甜菊葉（Stevia rebaudiana）中提煉出來。甜度是蔗糖的300倍，且因天然、安全、熱量又低，各國已相繼展開研究和利用。

9.**多吃高纖維食品**：五穀雜糧及未加工的豆類、蔬果，維生素和礦物質含量高；菇蕈類、海帶類和蒟蒻，纖維吃多了易有飽足感，熱量又低，是防止血糖升高、降低膽固醇、預防動脈硬化及防治便秘的利器。

10.**留意高升糖指數（GI，見P230頁）的食物**：白麵包、馬鈴薯、白飯、玉米片等食物，會讓血糖值急速攀升。

## ▍糖尿病的食物

### 高度危險食物

以下高危險食物易立即引發血糖及血脂升高,病友最好避免食用:

**1.含高油脂的食物**:豬油、牛油、奶油等油脂類;肥肉、皮脂、豬腸、蹄膀等高油脂食物;或使用棕櫚油、椰子油製成的點心;以及炸雞、薯條、雞塊等油炸、油煎類食物,都含太多脂肪,不宜食用。

**2.使用精製糖製成的食物**:奶昔、蘋果派、聖代、布丁、蛋糕、果凍、芋泥、油酥類點心和甜湯等點心含糖量過高。果汁、汽水以及糖分高的酒類,如烏梅酒、玫瑰紅、竹葉青、參茸酒等更不可飲用。

**3.高鹽的食物**:醬菜、泡菜等醃漬類含鹽量過高;沙拉醬、沙茶醬、芝麻醬、辣椒醬、豆瓣醬、麻油、辣油等,也常含高油高鹽,最好不要食用。

## 中度危險食物

以下食物的熱量或用油、糖量稍高,屬中度危險食物,請病友盡量少吃,或需特別列入飲食計畫謹慎攝取:

**1.多油脂的食物**:瓜子、花生、松子、腰果、核桃等堅果類。

**2.高膽固醇的食物**:豬肝、腰花、魚卵、蟹黃等。

**3.成分或製作過程不明的食物**:碎肉製品如肉丸、獅子頭、火腿、蝦球等;或是加工食品如火腿、香腸等皆不宜食用過多。

**4.勾芡或糊化的食物**:如稀飯、粉圓、各式濃湯、炒燴菜式,GI值高,也需克制。

## 安全食物

以下食物大多新鮮、天然、原味，病友應該天天攝取，並利用食物代換表來適時選擇，以維持均衡營養：

1.**主食類**：包含五穀根莖類，玉米、馬鈴薯、地瓜、芋頭等都需列入主食類考量。最佳的主食是不經精製的全穀類，例如可以糙米或五穀雜糧飯代替精白米，以全麥麵包代替白麵包。

2.**蛋豆魚肉類**：深海魚富含ＤＨＡ及ＥＰＡ，可與紅肉類代換食用；唯肉類不同部位所含脂肪量大不相同，最好選擇不含脂肪的精肉部分。黃豆的營養價值也與肉類相似。為避免膽固醇過高，蛋黃每週最好不超過3～4個。

3.**奶類**：以含脂量低的低脂或脫脂牛奶較佳。另有低脂無糖優格，以及低鹽低脂的奶油。

4.**蔬菜類**：熱量低，並富含人體所需的礦物質和維生素，尤以深綠色及深黃色蔬菜的營養素更豐。各種菇蕈類富含食物纖維，可提供飽足感，不妨多吃。

5.**水果類**：有些水果含糖量亦高，若食用過多，容易造成血糖上升。所以需優先選擇含糖量較低的水果，並配合飲食計畫來吃。

## 表九：水果、乾果和硬果的含糖量表

超過14%甜度的水果不建議攝取

| 類別 | 果名 | 含糖量（%） |
|---|---|---|
| 水果 | 西瓜、草莓、枇杷 | 4～7 |
| | 鴨梨、檸檬、鮮椰子肉、李子、櫻桃、哈蜜瓜、葡萄、桃、菠蘿 | 8～10 |
| | 香果、蘋果、杏子、無花果、柳橙、柚子、鮮荔枝、柿子、鮮桂圓、香蕉、石榴、甘蔗汁 | 9～13 |
| | | 14～19 |
| | 鮮棗 | 20～25 |
| 乾果 | 荔枝乾、杏乾、柿乾、桂圓乾、棗乾、蜜棗、葡萄乾 | 50～80 |
| 硬果 | 葵花子、核桃 | 10～15 |
| | 西瓜子、花生米 | 16～25 |
| | 栗子 | 40～45 |

# 有助於降血糖的食物

為穩定血糖，一般病友最需注意飲食控制。但是民間有各式流傳的說法，指出某些食物具降低血糖作用！有些說法已經獲得研究證實，有些則尚待檢驗：

◆肉桂

研究人員發現肉桂內含有某種成分，可在人體內發揮類似胰島素的作用，進而達到調節血糖的作用。這種成分屬於前花青素（proantho-cyanidin）的一種，可促進血糖和膽固醇代謝。

◆苦瓜

種子含有和胰島素功能相似的蛋白質，能促進糖分分解，消除肥胖或便秘。因此血糖較高的人，不妨每天都喝苦瓜汁。此點已被科學證實。

◆芭樂

中醫秘方中有利用番石榴葉或番石榴生果製成消渴方，因此長期以來人們誤信芭樂可治糖尿病，且以為芭樂不甜又能飽腹而大啖，結果血糖不降反升。事實上芭樂甜度並不比其他水果低，也需併入水果分量計算。

◆南瓜、薏仁、牛蒡

這些說法多來自日本。然而臨床上出現不少食用過多南瓜或山藥，而導致血糖升高的病例。事實上這些食物富含澱粉，屬於主食類，尤其南瓜甜度又高，食用過多容易影響病情。

◆洋蔥

洋蔥內含某種物質，類似常用的口服降血糖劑甲磺丁胺，具有刺激胰島素合成及釋放的作用。醫學已證明洋蔥確有此功效，煮熟後該物質亦不會流失。

◆茶葉

所含單寧成分，可延緩醣類被人體吸收的速度。兒茶素則可幫助分解脂肪、降低膽固醇和血糖，功效已被臨床證實。但其耐熱性不強，有效成分常在開水沖泡過程中遭到破壞，因此用茶葉降血糖切勿用熱開水泡飲，宜以冷開水沖泡。

# ▋ 各類型糖尿病所需的飲食

## 第一型糖尿病

由於這類病友需要注射胰島素，飲食上則必須配合藥物來調整進食次數和時間。例如可在晚餐後加上一次消夜，以避免夜間發生低血糖。若是兒童或青少年，因成長所需，不妨在三餐以外加上一些點心時間。這些點心或消夜必須納入一日限制的總熱量中來計算。

## 第二型糖尿病

飲食療法對這類病友的重要性不亞於藥物。只要能控制熱量、減輕體重，往往都能立即使血糖值降低。並配合正常的作息、進食，執行上述(第135頁)的飲食原則，即可達到血糖回穩的效果。

## 肥胖型糖尿病

嚴格控制攝取總熱量，以減輕體重是當務之急。但這類病友不需堅持以標準體重計算出來的熱量來規劃飲食，而應在均衡的六大營養素構架下，循序漸進慢慢減少攝入熱量，否則執行不易反而容易功虧一簣。

## 妊娠型糖尿病

飲食原則與一般病友無異，只需特別注意熱量和蛋白質的攝取需再提高，以確保胎兒和母親擁有充足的營養。必要時，可在下午或消夜吃些點心。同樣的，這些點心或消夜需納入食物總熱量計算。

## 併發心血管疾病時

這類病友除了控制熱量和體重，飲食中還需特別留意纖維素、鈣和各種維生素是否足夠，並且嚴格限制鈉鹽、高膽固醇和動物性脂肪的攝取，以防止心血管疾病繼續惡化。

## 併發腎臟病時

減輕腎臟負擔並消除臨床症狀，是發生腎臟病變病友的飲食目標。飲食計畫的制定，需依據腎臟病的程度來調整蛋白質的供應，其中優先考慮必須氨基酸含量高之優質蛋白質食物。並限制鹽分和鉀的攝取。

## 併發骨質疏鬆症時

需特別留意選擇含豐富鈣、磷及維生素D的食物。

# ▌糖尿病的外食

## 超市的選購原則

不論是「您方便的好鄰居」或超級市場，都提供不少飲料、熟食，帶來許多便利。只要病友多注意挑選食品的原則，也能當個健康的外食族。

### 1.在餅乾零食區

不建議吃零食，除非有營養師的准許，依准許的食物與分量選購。

## 2.在飲料區

市售飲料包括茶類和牛奶大部分都含糖。病友應儘量選無糖產品，像是礦泉水、無糖茶、無糖豆漿等。乳製品則建議選擇脫脂或低脂牛奶、低脂優格、低脂奶油。果汁牛奶、調味奶通常含糖量高，不建議選用。咖啡則選無糖低卡者。

## 3.在肉類區

不論紅肉、白肉，都選瘦肉部位。並以新鮮食材為優先，儘量勿選肉類加工品。

## 4.在調味品區

如果沒有腎臟病變，可選擇低鈉鹽替代精鹽，高湯塊也選低鈉的。食用油應考慮含不飽和脂肪酸較多的油類，如花生油、葵花油、荣籽油、麻油、豆類油等植物油。此外，可多購買芥末、醋、辣醬和一些香草、香料，以取代醬油和鹽的用量。

## 5.在熟食區

若病友想吃關東煮，儘量選蔬菜如白蘿蔔、玉米或白菜捲。豬血糕則含有不少碳水化合物，一支熱量約等於半碗飯。

若選肉包、菜包，一個的碳水化合物含量等於八分滿的飯。

飯糰、三明治的分量不大，可充作早點或點心食用，不過還是需注意總熱量。

購買熟食便當時，則需先看便當標示在外盒上的各種營養成分，包括主食、青菜、肉的分量，以便清楚知道自己吃進多少。且現在市

售便當多標有總熱量。如果分量或熱量超過，絕對不可勉強吃下。

## 外食用餐原則：

現代生活忙碌，在外解決三餐機會增多，且免不了有想跟朋友打打牙祭或應付大宴小酌的時候。在外用餐，菜餚大多油膩、口味又重，不利於病情控制；然而病友並不需因此斷絕對外社交和便利的生活，只要掌握幾個外食的原則：

■ 事先牢記自己可吃食物的分量，並熟悉食物代換表。
■ 多選擇低油及清淡的食物。
■ 細嚼慢嚥，拉長食物消化時間並增加飽足感。
■ 少選擇可以吃到飽的餐廳，自我節制。
■ 嚴格維持定時定量的習慣。
■ 注意藥物作用時間與吃飯時間上的配合。

### 1.購買便當時

絕大多數市售便當的蛋豆魚肉類都過量，蔬菜和水果類均不足，且所附的主菜大多為油炸肉類或高油脂含量的爌肉、油雞，而使油脂量超過數倍。

購買請選擇蔬菜多而肉類少，並未淋上醬汁較佳。飯量若為輕度勞動或無工作者只能吃1/2～2/3。肉類以半個手掌一份為準，多的勿勉強吃下；若油炸則去皮，若有脂肪也先剔除再食用，炒青菜以熱水泡過再吃。

並需另外補充水果和奶製品營養。

## 2.在麵包店

　　儘量挑選全麥或五穀雜糧製成的吐司、三明治和麵包。淋有果醬和包餡的麵包高糖高油，不適合。此外甜甜圈和可頌同樣油脂和糖分過高，請避免。

　　可多選擇生菜、水果或蛋類夾餡者，並搭配低脂鮮奶或無糖飲料及水果當一餐。

## 3.參加喜宴時

　　事先準備好點心或赴宴前先進食一些碳水化合物，以避免開席時間延後。

　　小菜如花生、瓜子、腰果、核果，熱量過高勿食。

　　冷盤中海鮮、燒臘以低油烹調，可以食用，但一樣需去皮去肥油。烏魚子、香腸、烤乳豬等膽固醇、油脂過多，宜捨。

　　主菜一般以肉類、海鮮為主，油脂和蛋白質及熱量都太高，主食、蔬果則不足。請有目標的挑選進食，捨棄肉類，多選盤邊搭配的青菜。若要吃肉，則多選擇以蒸、煮、烤、燉、燻、涼拌方式烹調，而沾粉或勾芡黏稠的菜式例如糖醋、茄汁和蜜汁儘量不要選用；同樣的濃湯也不予考慮，或只撈其中的食材，瀝乾或以開水汆燙再吃。油炸類請捨棄或去皮後再吃。

　　甜點最好捨棄，或以新鮮水果代替。想喝飲料，可考慮開水、無糖茶或健怡可樂。如需飲酒，則選酒精含量和糖分低的酒類，例如啤酒一罐，紹興3小杯，白蘭地或威士忌約1又1/2小杯，高梁或茅台等不能超過1小杯。如果喝酒，應列入脂肪的攝取總量管制。

### 4.吃快餐或自助餐時

最佳的配菜方式是二道青菜、一道葷或素菜、一道肉或豆類製品，再配上白飯或五穀雜糧飯，營養較均衡。

多選擇蒸、煮、烤、燉、燻、涼拌類的食物，這類烹調法不需太多油，口味較清淡。

沾粉或勾芡黏稠的菜式例如糖醋、溜類儘量不要選用。同樣的，濃湯和燴飯也儘量不予考慮。

肉類以烤的為最佳烹調方式。油炸的肉類多沾上澱粉且用油太多，請避免；否則請去皮後食用。

炒飯與炒麵因用油量大，口味重，青菜分量少，最好少點選。

### 5.在麵店時

吃湯麵時不妨要求將高湯換成清湯。勾芡類的濃湯和羹湯更需避免。

炒麵用油量大，口味重，少點選。白麵比油麵、意麵更佳。

如果點陽春麵或乾麵，則可搭配一道燙青菜或海帶，再一道豆乾、丸子或小魚乾。

如果點牛肉麵、餛飩麵或水餃，則只要加一道青菜，即可達營養需求。

### 6.在西餐廳時

前餐時，選擇以小餐包、玉米及洋芋替代大蒜麵包。沙拉是極健康的食物，但不要使用沙拉醬，熱量極高，可改以醋、胡椒、少許植物油調味。清湯類如羅宋湯或海鮮湯，比勾芡類的濃湯理想。

主菜肉類可選海鮮及雞肉或菲力，以烤、滷或蒸的較佳，並可選擇骨頭較多者，較易有飽足感。雞皮、鴨皮、肥肉先剔除。醬料愈少愈好。

甜點、冰淇淋最好捨棄，或以新鮮水果代替。飲料則可選不加糖的花茶、紅茶或無咖啡因的咖啡，或是健怡可樂。

西餐中蛋白質和油脂含量往往過高，尤其主菜，需適時部分進食，勿全盤照收。

## 7.在速食店時

速食店對病友是十分不理想的用餐場所，食物往往脂肪、蛋白質和鹽分含量過高，蔬果類嚴重不足。米漢堡需以油炒過；蘋果派、薯條、雞塊均經油炸，皆不理想。如必須食用，建議選用烤的漢堡。吃炸雞要將皮去除，儘量不吃雞塊。點蔬菜湯代替濃湯。飲料可選健怡可樂或熱紅茶不加糖。

披薩的營養分量較為均衡，但需留心油脂和蛋白質過多，例如勿點選芝心披薩，起司粉、胡椒鹽和其他醬料也要少用。若選薄餅披薩，則熱量可少十分之一。或是可試著要求餡料多些蔬菜，使用低脂低鹽起司和低鹽番茄醬製成。再配合生菜沙拉，即可達到均衡的一餐。

## 8.在火鍋店時

一定要點主食類例如飯或麵，避免火鍋料吃到飽。火鍋料則多選蔬菜類較佳。冬粉、米血、甜不辣等火鍋料，需併入主食類計算。

調味料要適量選用，不要用沙茶醬。湯頭則用清湯替代高湯，並在進食當中，一邊撈去鍋內浮油。

一般涮涮鍋因一人一鍋分量有限，且湯頭較清淡，比吃到飽的火鍋店更理想。

火鍋湯經常高油高鹽，最好不要喝。

## 解決嘴饞的小祕方

◆不容易吃飽時：

可多選擇青菜以增加飽足感，最好將湯汁瀝乾或用白開水把菜濾過，減少油脂攝取。或是多選海帶、菇蕈類、蒟蒻等，熱量極低又能飽腹。如果點肉，不妨選有帶骨的，可增加進食時間而較不易感到饑餓。

◆想喝飲料時：

紅茶、咖啡，最好不加糖或添加代糖，如欲加奶精，改用低脂奶或鮮奶。其他含糖飲料如果汁、汽水也最好不要飲用，改以茶、開水、健怡可樂取代。

◆想吃甜點時：

多選用新鮮水果，避免罐頭水果。一些無糖果凍如愛玉凍、洋菜凍、蒟蒻和仙草，含有人體無法消化的膠質，只要加入代糖，即是一道低熱量又能果腹的點心。甜湯則可選白木耳加紅棗，以代糖製成糖水。

◆想喝酒時：

糖分高的酒類如烏梅酒、紅葡萄酒、五加皮、竹葉青、參茸酒等不可飲用。其他需適量飲用：每週不超過2個酒精飲料單位為限。

### 1個酒精單位的酒量

| | |
|---|---|
| 高梁、茅台 | 40cc |
| 紹興酒、紅露酒 | 100cc |
| 白蘭地、威士忌 | 30cc |
| 白葡萄酒 | 120cc |
| 啤酒 | 260cc |

# 打造自己的飲食計畫

## 訂出一日所需總熱量

　　糖尿病友需要多少熱量才足夠一天活動所需，又不至於攝取過多呢？這與個人的職業和年紀都有關。病友可以標準體重為基準，來算出自己一日所需熱量。一般從事勞力工作的人，由於體力消耗較大，會比靜坐辦公室的人需要更多的熱量。如果病友是勞力工作者，每一公斤的標準體重，約需35～40大卡的熱量；如果是一般上班族，則只需25～30大卡，可見各人每日熱量所需，差異性十分大。

　　而年輕人活動量大，所需熱量也比中老年人來得多。懷孕和需要哺乳的婦女，以及成長中的孩童和青少年，也比一般人需要更多的熱量。如果是過重的病友，依照這分熱量計算表做熱量控制，也可幫助體重的控制。

## 算一算自己一天所需的熱量

理想體重（Ideal body weight , IBW）＝【身高（公尺）】$^2$×22
男女都一樣，比如說身高170公分
（IBW）＝1.7×1.7×22＝63.6公斤
(在上下10%的範圍內都合乎理想。但若體重超過標準10%以上爲過重，超過20%則爲肥胖。)

| 住院、靜養的人、老年人 | 20～25*理想體重<br>(如果是60公斤，1200～1500大卡) |
|---|---|
| 孕婦 | 第一期：30～35*理想體重<br>第二、三期：35～40*理想體重<br>哺乳：35～40*理想體重 |
| 輕度勞動者<br>家庭主婦、辦公室上班族 | 25～30*理想體重<br>(如果是60公斤，1500～1800大卡) |
| 中度勞動者<br>工廠工人、市場小販 | 30～35*理想體重<br>(如果是60公斤，1800～2100大卡) |
| 重度勞動者<br>土木、伐木工人、農人 | 35～40*理想體重<br>(如果是60公斤，2100～2400大卡) |

## 熟知三大營養素比例

　　按照一般人所需的營養比例，且符合一般病友營養均衡原則而定，詳細數值，請病友徵詢醫師、營養師，或是按個人身體狀況、喜好和飲食習慣，再做修正。

| 醣類 | 占總熱量的55%～65% |
|------|-------------------|
| 蛋白質 | 占總熱量的10%～15% |
| 脂肪 | 占總熱量的20～30% |

## 牢記餐次分配和分量

　　一般人多分早、午、晚三餐進食，糖尿病病友不妨按照同樣的時間進食。只是為了維持血糖的穩定，務必要維持進食時間的固定，且攝取的食物熱量也要維持一定。最佳的作法是將一日所需的總熱量分為五份，早餐占其中一份，中餐二份，晚餐二份。

## 算一算自己一天所需的熱量

| 胰島素種類 | 早餐 | 午餐 | 下午茶 | 晚餐 | 消夜 |
|-----------|------|------|--------|------|------|
| 無 | 2/7 | 2/7 | | 3/7 | |
| 無 | 1/5 | 2/5 | | 2/5 | |
| 短作用 | 2/5 | 1/5 | | 2/5 | |
| 中長度作用 | 1/7 | 2/7 | 1/7 | 2/7 | 1/7 |
| 長作用 | 1/5 | 2/5 | | 2/5 | 20～40公克碳水化合物 |
| 早上固定服用胰島素 | 1/5 | 2/5 | | 2/5 | 20～40公克碳水化合物 |

如果病友需要注射胰島素，則可以在晚餐後加上一次消夜，以避免夜間發生低血糖。若是兒童或青少年，因為成長所需，不妨在三餐以外加上一些點心時間；病友若是孕婦，也可類比。需特別注意的是，這些點心或消夜，還必須納入一日限制的總熱量中來計算，以免攝取過多的熱量而造成肥胖，反而有不利影響。

## 設計自己的菜單

以下是一餐的設計表，請先看自己一日所需的總熱量。再依三餐(或加上其他餐次)比例，來從三大營養分類中選擇適合的菜式並調整內容。

| 身高 | | 公分 | 體重 | | 公斤 | 年齡 | | 歲 |
|---|---|---|---|---|---|---|---|---|
| 一日所需的總熱量 | | | Y | | | | 大卡 | |
| 醣類克數 | | | Y*(55%～65%)÷4= | | | | 克 | |
| 蛋白質克數 | | | Y*(10%～15%)÷4= | | | | 克 | |
| 脂肪克數 | | | Y*(20～30%)÷9= | | | | 克 | |
| 食物種類 | 份數 | | 醣類 | 蛋白質 | | 脂肪 | | 熱量 |
| 主食 | | | | | | | | |
| 蛋豆魚肉類 | | | | | | | | |
| 油脂類 | | | | | | | | |
| 蔬菜類 | | | | | | | | |
| 水果類 | | | | | | | | |
| 總計 | | | | | | | | |

# █ 烹調食物的原則

## 少用糖分的方法

■習慣以糖來增加食物甜味的病友，可考慮使用天然高湯來增加美味，只要重複撈去殘渣浮油熬煮二次，即可降低高湯的熱量和油脂含量。

■用錫箔紙把食物包覆，放入烤箱或電鍋蒸烤，可保留食物原味，不需過多調味料。

■飲料中不加糖，吃水果更勝喝果汁；如果需要甜味，可考慮代糖。

■自製甜點時，以代糖替代砂糖；但需留意代糖一經加熱即喪失甜味，且食用過多不佳。必要時，蜂蜜甜度高、熱量較砂糖低，可考慮適當利用。

## 少用脂肪的方法

■改變烹調方式，以蒸、烤、氽燙的煮法，最能保留食物的營養素，同時少掉油脂和過多調味料的使用。若為蔬果，則可嘗試直接生食。

■善用烤箱和微波爐，只需少許油脂，也能烤煮出與油炸相同的風味。

■若想吃炒菜，可先氽燙再炒，縮短煎炒時間，即可減少用油。

■每種油脂的營養成分皆不相同，飽和脂肪酸含量較多的油類，如椰子油、奶油、羊脂和牛油；含不飽和脂肪酸較多的油類，如花生油、菜籽油、麻油、豆類油等植物油。烹調時考慮不飽和脂肪酸含量較高者。

食物多用醋、胡椒、少許植物油來調味，代替美乃滋和沙拉醬。如需使用，則超市中有無油沙拉醬、低脂美乃滋或低卡的瑪琪琳、奶油可供選擇。

## 少用鹽分的方法

多用海帶、香菇等熬煮天然高湯，減少使用市售的高湯塊或罐頭。

少使用醃漬或加工類食品入菜，例如醬菜、火腿、香腸等。貢丸、魚丸、魚板、甜不辣等，加入太多鹽分和添加物，也不如新鮮的魚和肉類來得好。

多使用醋及辛香料、香草植物或蔥薑、紫蘇等，替代鹽和醬油來提味。

## 增加飽足感不增加熱量的方法

避免將食物煮得過爛熟，否則太易入口。有些嚼勁可使食物留停在口中久一些，讓人比較有吃飽的感覺。

同樣的，食物帶骨烹調，也有同樣效果。

將飯或菜中加入一些香菇、蕈類、蒟蒻，可增加分量，熱量又低。

蔬菜生食或稍汆燙，保留脆度和營養，亦可增加飽足感。

海帶、裙帶菜熱量極低，又有咬勁，是填飽肚子的好食材。

飯後若想吃甜點，可多利用洋菜粉做成茶凍、咖啡凍、牛奶凍、水果凍等，加入代糖，熱量低又可口。

# ▌糖尿病一日食譜示範

若以一位身高170公分的一般男性上班族而言，其一日所需熱量約

為[(170-80 )× 0.7]*25=1575到[(170-80 )× 0.7]*30=1890大卡之間。
現今我們以1800大卡為例，設計出符合其一天所需營養和熱量的三
餐，供作參考：

| | 食物類別 | 份數 | 菜單／材料 | 分量 |
|---|---|---|---|---|
| 早餐 | 奶類 | 1 | 1. 脫脂鮮奶 | 240西西 |
| | 五穀根莖類 | 4 | 2. 三明治：全麥吐司 | 3片 |
| | 蛋豆魚肉類 | 1 | ....荷包蛋 | 1個 |
| | 蔬菜類 | 1 | ....大番茄 | 2片 |
| | | | ....生菜 | 2片 |
| | 油脂類 | 1 | ....沙拉油 | 5公克 |
| 午餐 | 五穀根莖類 | 4 | 1. 飯 | 1碗 |
| | 蛋豆魚肉類 | 2.5 | 2. 蔥油雞 | 60公克 |
| | 蔬菜類 | 2 | 3. 白菜滷：絞肉 | 15公克 |
| | | | .... 大白菜 | 100公克 |
| | | | .... 蒟蒻 | 50公克 |
| | | | .... 紅蘿蔔 | 30公克 |
| | | | 4. 炒青江菜 | 100公克 |
| | | | 5. 竹筍湯 | 70公克 |
| | 水果類 | 1 | 6. 橘子 | 1個 |
| | 油脂類 | 2 | 7. 沙拉油 | 10公克 |
| 晚餐 | 五穀根莖類 | 4.1 | 1. 飯 | 1碗 |
| | 蛋豆魚肉類 | 2.5 | 2. 蒜泥白肉豬瘦肉 | 45公克 |
| | | | 3. 滷豆乾 | 2片 |
| | 蔬菜類 | 2 | 4. 炒空心菜 | 100公克 |
| | | | 5. 絲瓜湯 | 100公克 |
| | 水果類 | 1 | 6. 加州李 | 1個 |
| | 油脂類 | 2 | 7. 沙拉油 | 10公克 |

# ▌糖尿病的藥膳與食療

　　糖尿病一般可由減少攝取熱量、少吃多糖多脂食物、多吃蔬果來加以控制。但是有些糖尿病病友並不十分清楚，怎樣的飲食才算是健康飲食？必須先釐清的觀念是，固然不能無所顧及大吃大喝，也絕對不能一味地少吃或不吃，而是要有技巧的享用美食。糖尿病飲食療法最重要的原則是「在合理的熱量範圍內，達到營養平衡的飲食」，而且應該根據病友的標準體重和活動強度，制定其每日所需的總熱量。總熱量中的50％～55％應來自碳水化合物，主要由澱粉類來提供；15％～20％的熱量應由蛋白質提供；其餘25％～30％的熱量應由脂肪提供。

## 中醫的飲食觀

　　中醫也和西醫一樣，都認為飲食療法可以有效輔助糖尿病病情的治療與控制，而合理飲食、適量運動、戒菸限酒、心理平衡則是病友保健的四大基石。尤其以中醫對於藥物和食物的寒熱溫涼等功能上的分類最有特色，中醫觀點認為食物有性味偏盛，日常應注意選擇食用，以收調養身體、平衡陰陽之功。我們可以根據這樣的原則，依據病友的體質失衡分類而加以調整。

　　比如體質偏虛者可選用人參、黃耆、淮山、黃精、枸杞子等加入日常膳食之中。而體質偏燥熱者，則可選擇玉竹、麥門冬、知母、生地、天花粉等加入日常飲食之中。

　　在食物方面，糖尿病病友可在日常生活中，常吃一些食物調理身體，以達清熱生津，益氣養血的功效。水果蔬菜中多有清熱生津之

品，如芹菜、芥菜、菠菜、空心菜、豆芽菜、莧菜、白蘿蔔、竹筍、金針花、番薯葉、蓮藕、荸薺、冬瓜、南瓜、苦瓜、絲瓜、瓠瓜、黑豆、黃豆、豌豆、豇豆、洋蔥、香菇、金針、木耳、玉米鬚、番石榴、番茄、枇杷、桑椹等。在葷腥之中，以多用水產或魚類為佳。以其養氣陰而不滋膩，少助熱生痰之弊。其中蛤、蚌、鱔魚、鯽魚、海哲皮、紫菜、海參、深海魚等具滋補之功，比較適合本病。

## 改善糖尿病症狀的藥膳

以下推薦幾道適合糖尿病患者，可以改善糖尿病各種症狀的藥膳食譜：

### ①橘紅飲

【材料】橘紅、杏仁、絲瓜絡各10公克。

【作法】加水1000毫升，煮20分鐘。

【功效】利濕理氣降糖。可改善體肥、胸悶、肢體倦怠等症狀。

【注意事項】7日為一個療程，可連服3～4個療程。

### ②芹菜飲

【材料】芹菜500公克。

【作法】絞取汁液。每日三次服用，每次30～50毫升。

【功效】清熱利尿降糖。可改善口渴、唇紅、易飢、尿液渾濁等症狀。

【注意事項】餐前服用。7日為一個療程，可連服3～4個療程。

### ③坎離湯

【材料】黑木耳和銀耳各5公克。

【作法】黑木耳和銀耳加水適量，同煮至爛。

【功效】補肝養陰、滋潤肺脾。可修復細胞損傷、抗氧化、提高免疫力。

【注意事項】睡前服用，可連續服用5～10天。

④竹筍銀耳湯

【材料】竹筍200公克，銀耳10公克，雞蛋1顆。

【作法】竹筍洗淨切塊，銀耳洗淨去蒂，雞蛋打散。加鹽巴適量煮湯。

【功效】清熱祛痰降糖。可改善口水乾或黏、怕熱、大便乾、小便黃等症狀。

【注意事項】每日一次，宜常食用。

⑤參耆雞絲冬瓜湯

【材料】雞胸肉200公克，黨參、黃耆各10公克，冬瓜200公克，生薑3～5片。

【作法】雞胸肉切絲，黨參、黃耆、冬瓜、生薑洗淨連皮。加水、鹽、米酒適量煮湯。

【功效】健脾益氣。可改善容易疲倦、口水多、腹壁鬆弛虛浮、大便軟等症狀。

【注意事項】每日一次，可常食用。

⑥紅嘴內金飲

【材料】菠菜根60～120公克，雞內金15公克，生薑2～3片。

【作法】菠菜根、雞內金、生薑2～3片，加水1.5到2公升，水煎。

【功效】健胃利濕。可改善食慾不振、腹脹等症狀。

【注意事項】每日分2～3次服，應連續服用7～14天。

⑦保睛明目湯

【材料】白芍15公克、玉竹9公克、菟絲子15公克、北沙參15公克、沙苑蒺藜9公克、枸杞9公克、玉米鬚15公克、瘦肉150公克。

【作法】以上藥材，加水1.5公升，水煎20分鐘後，再加入瘦肉煮熟。

【功效】保睛明目。可改善眼睛乾澀、畏光怕風、視力模糊等症狀。

【注意事項】每日一次，可常食用。

⑧耆山胰片湯

【材料】黃耆9公克、芡實15公克、地骨皮9公克、玉米鬚9公克、淮山15公克、新鮮豬胰1具、蔥10公克、生薑3～5片，米酒15毫升。

【作法】豬胰洗淨切成薄片備用。以上藥材裝入紗布袋中，加水1.5公升，水煎20分鐘後，再加入豬胰煮熟。加蔥、生薑、鹽、米酒適量。

【功效】健脾益氣。可調整血糖、預防糖尿病，改善疲倦、口渴、腹脹等症狀。

【注意事項】豬胰以選用新鮮者為佳。

⑨黑豆土虱羹

【材料】土虱100公克，黑豆100公克，生薑、蔥、米酒適量。

【作法】取黑豆，揀淨雜質，加水浸透。土虱去鰓及內臟，洗淨，起油鍋，將土虱稍為煎熱。把黑豆、土虱、生薑、米酒放陶鍋內，加清水適量，文火燉2小時，至黑豆熟爛為止，食前加蔥調味即可食用。

【功效】補養肝腎。可改善腰痠、視力模糊、口乾舌燥等症狀。

【注意事項】土虱以選用新鮮者為佳。

⑩花粉葛根南瓜粥

【材料】花粉15公克、葛根15公克、南瓜500公克、米50公克。

【作法】花粉、葛根洗淨後，入水中先煮30分鐘後，濾去藥渣，再加入

南瓜、米煮熟。

【功效】養陰生津。可改善口渴難忍、時覺燥熱等症狀。

【注意事項】脾胃虛寒，容易腹脹、腹瀉者勿用。

### ⑪ 高粱豬肚粥

【材料】高粱米90公克、蓮子肉60公克、豬肚60公克、胡椒9公克，米適量。

【作法】將高粱米炒至褐黃色有香味為止，除掉上面多餘的殼。把豬肚、蓮子肉、胡椒、米洗淨，與高粱米一起放入陶鍋內，加清水適量，武火煮沸後，文火煮至高粱米熟爛後，調味即可食用。

【功效】補脾益氣。可改善食後腹脹、腹痛便軟等症狀。

### ⑫ 白虎南瓜粥

【材料】花粉10公克、石膏50公克、知母10公克、甘草10公克、南瓜500公克、米50公克。

【作法】中藥材洗淨後，入水中先煮30分鐘後，濾去藥渣，再加入南瓜、米煮熟。

【功效】清熱生津。可改善口乾心煩、胸腹燥熱、面紅等症狀。

【注意事項】脾胃虛寒，容易腹脹、腹瀉者勿用。

### ⑬ 銀花公英丹參粥

【材料】金銀花15公克、蒲公英30公克、丹參30公克、薏苡仁100公克、山楂30公克、米50公克。

【作法】先煮丹參30分鐘後，濾去藥渣，再加入其他中藥材、米煮粥。

【功效】清熱活血。可改善腳部感染、肢端麻刺等症狀。

【注意事項】脾胃虛寒，容易腹脹、腹瀉者勿用。

### ⑭ 寄生血藤湯

【材料】桑寄生15公克、雞血藤 15公克、玉米鬚 15公克、牛膝15公克、瘦肉150公克。

【作法】桑寄生、雞血藤、玉米鬚、牛膝洗淨後，入水中先煮30分鐘後，濾去藥渣，再加入瘦肉煮熟。

【功效】通絡活血。可改善腳部循環不佳、肢端麻刺等症狀。

### ⑮ 山藥羊肚湯

【材料】羊肚300公克、山藥200公克、生薑3～5片，蔥少許。

【作法】羊肚洗淨切成約2×3公分小塊，山藥切片，生薑3～5片，蔥少許。加水2公升，加鹽巴、米酒適量煮湯。

【功效】健脾胃養氣陰。可改善容易疲倦、食慾不振、腹脹，並提高免疫力。

【注意事項】每日2次，需連續服5～7天。

### ⑯ 黃精蒸雞

【材料】黃精30公克、黨參30公克、山藥30公克、烏骨雞（約１公斤）、生薑3～5片、川椒、陳皮、蔥少許。

【作法】黃精、黨參、山藥、烏骨雞、生薑、川椒、陳皮、蔥加水2～3公升，加鹽巴、米酒適量煮湯。

【功效】健脾腎養氣陰。可改善容易疲倦，食慾不振、腹脹，並提高免疫力。

【注意事項】每日2次，需連續服5～7天。

## 簡易食物代換表

| 營養類別 | 相當分量數 |
|---|---|
| 五穀根莖類<br>（每4份主食約含8公克蛋白質，60公克醣類，熱量280大卡） | 飯200公克，約1碗<br>稀飯200公克，約2碗<br>番薯220公克，約1碗(或熟馬鈴薯、玉米粒、芋頭、紅豆、綠豆、南瓜、豌豆仁、皇帝豆)<br>吐司200公克，約4片<br>饅頭120公克，約1個<br>小餐包100公克，約4個<br>熟麵條240公克，約2碗<br>燕麥片70公克，約2碗<br>熟燒餅油條，約1套<br>餃子皮120公克，約12張<br>春捲皮120公克，約6～8張<br>蘇打餅乾80公克，約12片<br>蘿蔔糕200公克<br>山藥440公克 |
| 奶類<br>（1份約含熱量120大卡） | 低脂奶粉25公克，約4平湯匙<br>全脂奶粉20公克，約3平湯匙<br>一盒市售鮮奶250cc |
| 蛋、豆、魚、肉類<br>（1份含7公克蛋白質、5克脂肪、熱量75大卡） | 一般雞、豬、牛瘦肉約35公克<br>一般羊肉約60公克<br>一般魚肉、蝦仁約45公克<br>烏賊約50公克<br>牡蠣80公克，約10個<br>蛤蜊80公克，約28個 |

| | |
|---|---|
| | 火腿60公克，約3又1/2片 |
| | 蛋1個60公克 |
| | 清豆漿240cc，約1碗 |
| | 魚丸包肉45公克、不包肉約80公克 |
| | 豬小腸55公克 |
| | 油豆腐55公克 |
| | 五香豆乾40公克，約3塊 |
| | 素雞50公克，約1根 |
| | 豆包（濕）40公克，約1個 |
| | 麵腸55公克 |
| | 黃豆乾70公克 |
| | 傳統豆腐85公克（薄）約3小格 |
| | 臭豆腐55公克 |
| 蔬菜類<br>（1份含蛋白質1公克、醣類5公克、熱量25大卡） | 各種青菜100公克<br>（約各式煮熟蔬菜一碟） |
| 水果類<br>（1份含醣類15公克、熱量60大卡） | 柳丁1個<br>青蘋果130公克，小的約1個<br>葡萄130公克，約13顆<br>葡萄柚250公克<br>楊桃180公克，中的約1個<br>美濃香瓜245公克<br>加州李110公克 |

|  | 桃子大的約1個 |
|---|---|
|  | 水梨小的約1個 |
|  | 香蕉95公克，約半根 |
|  | 蓮霧180克，約2個 |
|  | 荔枝130公克，中的約5粒 |
|  | 龍眼130公克，約12粒 |
|  | 愛文芒果225公克，小的約1個 |
|  | 鳳梨130公克（去皮） |
|  | 奇異果125公克 |
|  | 紅西瓜365公克 |
|  | 泰國芭樂155公克，約半個 |
|  | 草莓170公克，約8粒 |
|  | 木瓜190公克，大的約1/6個 |
| 油脂量<br>（1份含脂肪5克、熱量45大卡） | 各種動植物油5公克，約1茶匙 |
|  | 鮮奶油約1湯匙 |
|  | 腰果8公克，約5粒 |
|  | 花生8公克，約10粒 |
|  | 沙拉醬7公克，約2茶匙 |
|  | 開心果13公克 |
|  | 核桃（生）7公克，約2粒 |
|  | 瓜子23公克 |
|  | 培根約1片（2.5×3.5×0.1 公分） |

# 第六章
# 糖尿病的運動療法

## ▍運動對糖尿病的好處

對健康的人而言，運動能促進新陳代謝和血液循環，讓我們保持身體健康，解除生活壓力。對糖尿病病友而言，運動更是減輕症狀、放鬆心情、預防併發症發生的有效方法！運動的好處有：

### 減輕體重：

根據研究，有將近80%的第二型糖尿病病友體重超過理想值，偏於肥胖，容易妨礙胰島素在體內的作用，這是因為我們身上的脂肪組織，對於新陳代謝率及熱量的消耗量都要比肌肉組織慢的關係。只需每週三次，每次運動20～30分鐘，便能減輕體重，同時將肌肉組織提高、脂肪組織減少，促使身體更有效的利用胰島素。

### 降低血糖：

當我們運動時會燃燒更多的熱量，而熱量最直接的來源便是醣類。藉著運動將醣類消耗掉，血糖值便可降低，因而節約胰島素的消耗量。另一方面，運動可以增加我們身體對胰島素的敏感度，促進病友血糖的代謝和吸收。

許多第二型糖尿病病友只要採取飲食控制，並配合適度的運動，

便可以減少用藥量或胰島素的注射，甚至完全免除。第一型糖尿病患雖然不能光靠運動來控制血糖，但可以改善身體對胰島素的利用率，也就等於減少對胰島素的倚賴。

## 預防併發症：

糖尿病病友因為長期血糖偏高，容易在血管內造成粥狀硬化，而在身體各部位產生不同的病變，像是腎臟病、視網膜病變、高血壓、心臟病等。藉由運動來改善我們的血液循環，一方面可以減少人體血液中膽固醇和中性脂肪等不良物質的囤積，降低血管硬化的機會，一方面也能增強我們心臟、肺部、肌肉等機能。

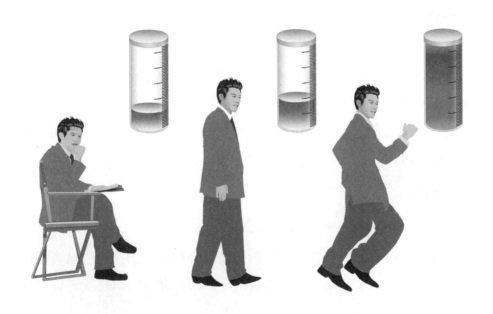

靜止、走路和運動時，心臟所輸送的血液量大不相同。由運動來促進血液循環，可以減低血管內不良物質的囤積。

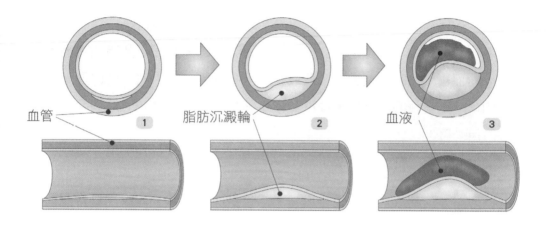

血管　　脂肪沉澱輪　　血液　　1　　2　　3

血糖值過高，易造成血管粥狀硬化。

## 消除壓力：

　　根據研究，過大的精神壓力可能誘發糖尿病的產生，可能影響病情的控制。當我們運動時，腦部會分泌一種名爲 $\beta$ 內啡呔的荷爾蒙，其分子結構與嗎啡相似，所以又稱爲腦內嗎啡。它能使我們心情愉快，防止細胞老化，並提高身體的免疫力和自癒力。

　　除非患有明顯的嚴重心血管病症以外，我們都強烈建議所有病友要靠運動來保持身心的健康。請設法找尋適合自己的運動，在體力許

可的範圍內儘量去做，甚至包括運動競技在內，也可放心嘗試，不過還必須注意一點：持之以恆。偶一爲之的運動對病情是沒有幫助的。

## ▌ 糖尿病病友的理想運動

糖尿病病友適合什麼樣的運動？建議病友爲了讓自己容易養成持之以恆的習慣，不妨選擇自己可以單獨完成的運動，以免因他人因素半途而廢；並且，運動的類型最好是全身性的、使用到大肌肉群、有韻律有節奏性的，能帶來愉悅並強化健身效果的運動。一般適合病友的運動有：

### 有氧運動：

有氧運動是指讓身體在消耗更多氧氣的情況下，持續一段時間的

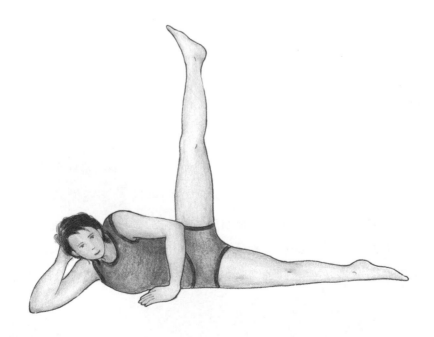

運動。病友從事有氧運動，可以幫助加強心肺功能，降低血脂與血壓，同時消耗掉更多血液中的糖分。像是有氧舞蹈、快走、散步、慢跑、游泳和氣功等，對病友來說都是很好的有氧運動。

### 無氧運動：

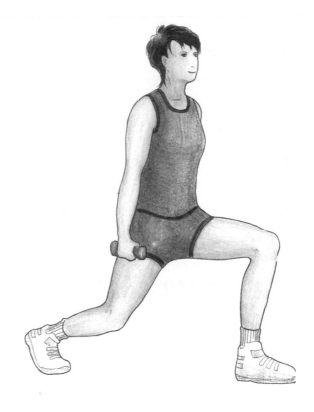

　　無氧運動是指在短暫期間內，讓身體的某一部分產生爆發力的運動，例如舉重，能幫我們鍛鍊出結實的肌肉。雖然無氧運動無法強化我們的心肺功能，但主要可藉由它將脂肪組織轉化成肌肉組織，越結實的肌肉，能消耗的糖分越多。並且，在運動中加入輕鬆且適量的舉重，例如啞鈴，還能預防病友發生骨質疏鬆症的機率！

　　不過，如果病友已經出現以下併發症，要更加小心選擇不會加重身體負擔，或對傷口造成壓迫的運動。請試試以下的運動項目：

■有心臟病的病友→中量級的活動，例如走路、日常雜務、整理花圃、釣魚。

有高血壓的病友→中量級的活動，例如走路，一些伸展和抬舉運動，以及輕鬆而反覆的舉重。

產生腎臟病變的病友→輕鬆的中量級日常活動，像是走路、輕鬆的家務整理、照顧花圃和水中運動。

有神經病變的病友→中量級而低衝擊的活動，例如騎單車、游泳、椅子操、伸展運動；或是輕鬆的日常活動。

視網膜發生病變的病友→中量級而低衝擊的活動，例如走路、騎單車、水中運動，以及一些不太繁重且避免頭低於腰部的日常活動。

末梢血管產生病變的病友→中量級的走路，以及不具負重的運動例如游泳、騎單車、椅子操。

患有骨質疏鬆或關節炎的病友→中量級的日常活動、走路、水中運動、伸展操、輕鬆的抬舉運動。

## 運動前的身體檢查評估

### 諮詢醫師：

當病友已經明顯出現心臟、腎臟或眼部等動脈硬化性併發症時，請務必徵詢過醫師意見，再來從事運動。因為不當的劇烈運動，將會使這些病症更加惡化。此外，有符合下列狀況的病友，也最好事前請醫師幫你詳細檢查身體狀況，並讓醫師為你的運動計畫把關並提供建議：

☐ 年齡超過四十歲的男性。

☐ 年齡超過五十歲的女性。

☐ 超過三十五歲且有糖尿病的病友。

☐ 罹患第二型糖尿病超過十年的病友。

☐ 罹患第一型糖尿病超過十五年的病友。

☐ 有高血糖、高膽固醇等心血管疾病高危險群。

☐ 有心臟病的病友。

☐ 正在服用心臟病或高血壓藥物的病友。

☐ 四肢狀況不良，例如有骨質疏鬆或關節炎的病友。

☐ 視網膜發生病變的病友。

☐ 發生神經病變的病友。

☐ 腎臟發生病變的病友。

☐ 有早發性冠動脈家族病史的病友。

☐ 曾感覺到胸部疼痛、有壓力，或暈眩的病友。

## 監測血糖

如果病友最近的血糖控制不良時，不宜參與運動，尤其激烈運動，一定要避免。除了定時自我測量血糖值是否正常以外，不論在運動前或日常生活中，請病友一定要隨時留意自己是否出現以下的徵狀：

### 1.血糖過高時的徵狀

一般病友若血糖值過高，比較不容易有自覺症狀出現。但是若有陣子持續出現吃多、喝多、尿多、體重減少，甚至脫水的現象，代表

血糖值很可能已經高達300毫克/dL，請暫時停止任何運動計畫，直到獲得控制回穩。

## 2.血糖過低時的徵狀

如果病友在運動前或運動中感到飢餓、頭昏眼花、四肢無力、冒冷汗、發抖，代表身體內的血糖過低了，必須暫停運動。如果勉強運動，很可能導致腦部和心臟的受損。

## 血 糖 值 和 運 動

◆ 血糖值在100毫克/dL以下，應補充點心後再運動，例如喝一杯240cc牛奶。

◆血糖值在100毫克/dL以上，則不需補充點心。

◆血糖值在70毫克/dL以下或250毫克/dL以上時，暫時停止運動。

## 生理功能評估

因為病友的體質和一般人不同，在開始運動前，請先全面瞭解自己的身體狀況再來進行。尤其第一次進行運動療法的病友，最好事先做個健康檢查，並且在每次運動前，自我評估身體的狀態是否適合運動。

## 1.體能狀況如何？

體能是指包括肌力耐力、心肺功能、肢體關節、平衡協調的能力

等等。如果病友認為自己的體能狀況不理想，請先從輕量級的運動開始，慢慢培養體力。並可針對某一項功能，加強運動訓練。

## 2.身體組成如何？

對著鏡子來判別自己是胖或是瘦，這樣有失客觀。病友最好瞭解自己的身體組成指數（BMI），藉由計算出來的客觀數值，來瞭解自己的體型是屬於適中、太瘦還是過胖？過胖的病友要更加小心病症嚴重化，且需特別注意避免太劇烈的運動，以防膝蓋和關節部位受傷。

## 3.代謝功能如何？

血糖值過高的病友，因為新陳代謝無法維持正常，同時患有高血脂、高血壓和高尿酸的機率比一般人高出許多。所以建議病友針對另外三項血脂、血壓和尿酸，同時給予評估檢查。

## 4.是否有其他病症

除了血糖不穩或其他糖尿病症，病友是否還有其他內科或外科的問題？例如氣喘、癲癇、懷孕等，這些因素都構成了運動要特別注意的事項。

### 想知道自己是否過重的病友，不妨測測自己的BMI吧！

什麼是BMI？這是Body Mass Index的縮寫，意思是身體組成指數。它是利用身高和體重的比例，來衡量我們的體型是否理想？
計算方式為：BMI=體重(公斤)／身高(公尺)的平方

| BMI值 | 18.5以下 | 18.5～24 | 24～30 | 30以上 |
|---|---|---|---|---|
| 身體狀況 | 太瘦 | 適中 | 略胖 | 過胖 |

## ▌運動時間的選擇

　　病友的血糖值會因進食或活動狀態而有高低起伏。一般來說，用完餐之後半小時到一小時之間，我們的血糖會升到最高點，然後緩緩下降，直到下一次用餐再向上回升。由此可知，在這段時間做運動最適合，可以快速消耗糖質，幫助維持血糖的穩定。因此，如果能在每天三餐之後的30～60分鐘，各做一次運動，一天共三次，對病友最有幫助。相反的，如果病友在空腹時做運動，因為血液中的葡萄糖幾乎都消耗怠盡，運動將更使血糖急速下降，造成低血糖，千萬要注意。

　　而且在我們的運動應定時、定量，因為糖尿病病友不能如常人一樣，隨生活中各種情況引起的血糖變化而調節胰島素的分泌，所以不論生活、飲食、用藥和運動等，都應定時定量，使自己時時刻刻處於平衡狀態之中。

## 運動和進食時的血糖變化圖表
## （參考自《糖尿病手冊》161頁，晨星出版）

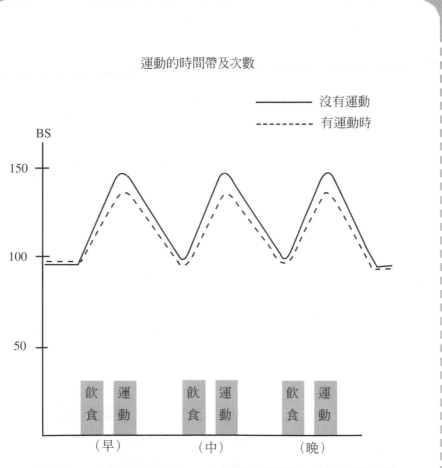

運動的時間帶及次數

――――― 沒有運動
- - - - - - 有運動時

如上圖所示，血糖在進食後30～60分鐘時達到頂點，然後才緩慢下降。
因此，從事運動最理想的時間點，應是在身體最需要胰島素的時候，也就
是進食後30～60分鐘時。

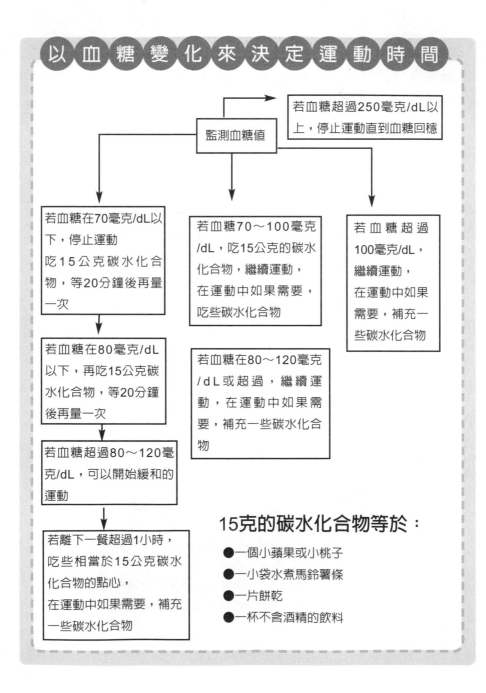

## 以血糖變化來決定運動時間

監測血糖值

若血糖超過250毫克/dL以上,停止運動直到血糖回穩

若血糖在70毫克/dL以下,停止運動
吃15公克碳水化合物,等20分鐘後再量一次

若血糖70～100毫克/dL,吃15公克的碳水化合物,繼續運動,在運動中如果需要,吃些碳水化合物

若血糖超過100毫克/dL,繼續運動,在運動中如果需要,補充一些碳水化合物

若血糖在80毫克/dL以下,再吃15公克碳水化合物,等20分鐘後再量一次

若血糖在80～120毫克/dL或超過,繼續運動,在運動中如果需要,補充一些碳水化合物

若血糖超過80～120毫克/dL,可以開始緩和的運動

若離下一餐超過1小時,吃些相當於15公克碳水化合物的點心,在運動中如果需要,補充一些碳水化合物

### 15克的碳水化合物等於:

● 一個小蘋果或小桃子
● 一小袋水煮馬鈴薯條
● 一片餅乾
● 一杯不含酒精的飲料

# ▋運動強度的選擇

病友如何得知自己適合什麼強度的運動？一般來說，當我們運動時，身體能夠承受的負荷，一方面受限於實際的生理狀況，一方面也受到自己能否接受挑戰的心理影響。所以我們可以同時以下面兩種測量標準，來衡量運動強度適不適合自己的身體狀況？

## 心率測量法

想要得知自己的運動強度是否適當，最好一邊運動一邊測量心跳。請病友在運動前，配戴一個有秒針的手錶或碼表，在運動進行中，每5～10分鐘便幫自己量一次脈搏，然後將脈搏數，進行以下的計算：

■最大心率=220－年齡

■儲備心率=最大心率－休息時的心率

■目標心率=儲備心率×各型運動百分比＋休息時心率

其中，儲備心率代表較長時間內可維持的心跳數；目標心率表示想達到理想運動量時的心跳數。舉例：假設王小姐的年齡是四十歲，平常休息時心跳一分鐘70次。要選出適合她的運動強度，就可以從她的最大心率算起。

■最大心率=220－40=180

■儲備心率=最大心率－休息時的心率=180－70=110

| | 輕量級 | 中量級 | 重量級 |
|---|---|---|---|
| 儲備心跳率所佔比例 | 30% | 30%～70% | 70%以上 |
| 目標心跳率 | 33＋60＝93 | 93～137之間 | 137以上 |

　　所以我們可以知道，如果林小姐在某項運動中的心率是一分鐘120下，那麼這項運動對她而言是中量級的；但如果林小姐想要的是更輕鬆的運動，那她最好把自己的心率控制在一分鐘93次以下。

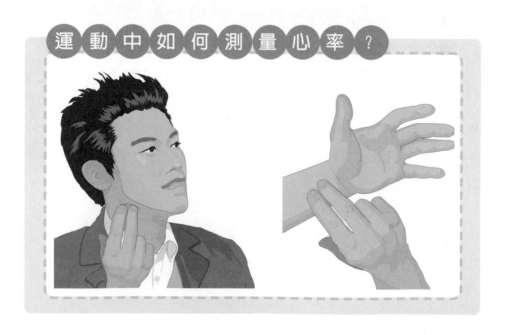

運　動　中　如　何　測　量　心　率　？

　　如果病友在進行較劇烈的運動時，千萬不可立即停下來，否則會造成心臟負荷度急速上升，可能引發危險。最好的方式是先將動作緩和下來，慢慢踏步，再將食指與中指併攏按住頸動脈或手腕外側，看著手錶，數一數10秒內的心跳數，再乘以6，即可得到一分鐘的心跳數。

## 運動自覺強度（Rating of Perceived Exertion）測量法

　　另外有一種方法，可以讓病友在運動完之後，依自己所感覺的難度，為運動強度打分數，稱為運動自覺強度測量法。通常運動中的自覺強度以0～10的數字來代表，數字越大，表示病友感覺到運動強度越難。0表示一點感覺也沒有。1表示非常輕鬆（very weak）、2表示輕鬆（weak）、3表示適中（moderate）、4表示有點吃力（somewhat strong）、7表示非常吃力（very strong）、10表示太過吃力（very，very strong）。一般最適合糖尿病友的運動，最適當範圍是在2～5。

| 等級 | 0 | 0.5 | 1 | 2 | 3 | 4 | 5 | 6 | 7 | 8 | 9 | 10 |
|---|---|---|---|---|---|---|---|---|---|---|---|---|
| 對此項運動的感覺 | 一點感覺也沒有 | 非常非常輕鬆 | 非常輕鬆 | 輕鬆 | 適中 | 有點吃力 | 吃力 | | 很吃力 | | | 太過吃力 |

## 各 種 運 動 的 強 度

◆羽量級活動（每30分鐘消耗50～90大卡）：
玩電腦遊戲、打牌、閱讀、織毛衣、看電視。

◆輕量級活動（每30分鐘消耗90～120大卡）：
打保齡球、做伸展操、騎室內腳踏車、打高爾夫、散步、林中漫步。

◆中量級活動（每30分鐘消耗120～190大卡）：
打羽球、健身操、騎單車（一小時12～16公里）、跳舞、溯溪釣魚、需
移動且背袋的高爾夫活動、打網球、打排球、水中運動、走路（一小時
4.8公里）

◆重量級活動（每30分鐘消耗200大卡以上）：
騎單車（一小時超過16公里）、激烈舞蹈（有氧或方塊舞）、打手球、慢
跑（一小時快於8公里）、游泳、網球比賽、快步走（一小時6.5公里以
上）、舉重。

# ▍訂定一套運動計畫

## 計畫的原則

如果病友選定了適合自己的運動項目，接下來便可為自己訂定一
個運動計畫，注意，這個計畫必須是：

1.**清楚的**：包括你要做哪些運動、在哪裡做運動？何時做運動？如果
需要，誰可以支持你完成目標？

2.**可以實現的**：計畫的運動量要在舒適合理的範圍內，且可以確實完

成，以帶給自己信心。

**3.計畫期要短**：以一天或一星期爲單位較佳，並且可以符合長期的活動目標。

**4.有彈性的**：允許自己適時調整運動內容或重新設定目標。並且可以隨時加入新選擇，以激勵自己的體能。

**5.犒賞自己**：當達成目標時，可以給自己一些具體的獎勵，增加自己的成就感和信心。

## 運動多久？

　　病友有了決心要執行運動計畫，也掌握了計畫原則，接著要擬出適合自己的運動時間。對病友來說，爲了保持及改善體能狀況，必須養成規律運動的習慣，通常一週至少運動三天效果才會顯現，建議先由此開始，再慢慢增加至天天運動，並維持下去，這樣的運動頻率才有增進心肺耐力的效果。

**1.以時間為單位**：最理想的方式是一天有30分鐘的運動量；有專家指出，每個星期五天、每天30分鐘的運動，可以降低糖尿病病友60％的死亡率！這個目標是可以有彈性的，病友可選擇一種運動做30分鐘，或兩種運動各做15分鐘，甚至三種運動各做10分鐘，只要加起來總數超過30分鐘；不過每一節運動都要儘量持續，避免說停就停。等到運動習慣固定養成之後，再逐漸拉長時間，然而前提依然是，要讓自己保持在舒適、沒有疼痛和負擔的狀態。

2.**以熱量為單位**：若以熱量來考量，運動療法最理想的目標是一天能消耗240卡的熱量。病友可以選好運動項目之後，依本頁的運動換算表，查到不同體重之下每分鐘所消耗的卡路里數，再來算出合適的運動的時間。

例如林小姐體重60公斤，想要以快走來鍛練身體，那麼她需要：240／5.4=44.4大約45分鐘的時間，才能達到理想的熱量消耗。

## 運動換算表 　　　　　　1分鐘換算　單位：大卡

| 體重（公斤） | 40 | 45 | 50 | 55 | 60 | 65 | 70 | 75 | 80 | 85 |
|---|---|---|---|---|---|---|---|---|---|---|
| 散步 | 1.9 | 2.1 | 2.3 | 2.6 | 2.8 | 3.0 | 3.2 | 3.5 | 3.7 | 3.9 |
| 步行・60公尺/分 | 2.1 | 2.4 | 2.7 | 2.9 | 3.2 | 3.5 | 3.7 | 4.0 | 4.3 | 4.5 |
| 快步走・90公尺/分 | 3.6 | 4.1 | 4.5 | 5.0 | 5.4 | 5.9 | 6.3 | 6.8 | 7.2 | 7.7 |
| 慢跑 | 5.5 | 6.2 | 7.0 | 7.6 | 8.3 | 9.0 | 9.7 | 10.4 | 11.1 | 11.8 |
| 上下樓梯 | 4.0 | 4.5 | 5.0 | 5.5 | 6.0 | 6.5 | 7.0 | 7.5 | 8.0 | 8.5 |
| 體操 | 2.2 | 2.5 | 2.8 | 3.0 | 3.3 | 3.6 | 3.9 | 4.1 | 4.4 | 4.7 |
| 電視／廣播體操 | 2.9 | 3.3 | 3.6 | 4.0 | 4.4 | 4.8 | 5.1 | 5.5 | 5.8 | 6.2 |
| 跳繩 | 7.6 | 8.6 | 9.5 | 10.5 | 11.4 | 12.4 | 13.3 | 14.3 | 15.2 | 16.2 |
| 腳踏車 | 3.2 | 3.6 | 4.0 | 4.4 | 4.8 | 5.2 | 5.6 | 6.0 | 6.4 | 6.8 |

## 做一張紀錄表

　　運動當中，建議病友最好紀錄下自己的血糖、心跳，隨時自我監測，才能確保運動的安全，並且在觀察記錄同時，清楚自己對何種運動項目有興趣，哪種運動幫助較大，並隨時調整，才容易持之以恆。請病友依照下列的圖表來填寫：

### 簡單的一週運動紀錄

| 運動紀錄表 | | | | | | | |
|---|---|---|---|---|---|---|---|
| 運動種類 | 星期日 | 星期一 | 星期二 | 星期三 | 星期四 | 星期五 | 星期六 |
| 花費時間 | | | | | | | |
| 滿意度（很好、還不錯、普通、不太好、非常糟） | | | | | | | |
| 支持系統 | | | | | | | |
| 成功/挑戰 | | | | | | | |
| 自我監測 | | | | | | | |
| 血糖 | | | | | | | |
| 心跳數 運動自覺強度（0～10） | | | | | | | |
| 血壓 | | | | | | | |

# ▎運動注意事項

　　你已經訂好運動計畫，也選擇好適合自己的運動了嗎？提醒病友，不論從事何種運動，最重要的是「安全」。例如運動場所如果在戶外，有沒有交通或治安上的安全問題；運動時，是不是帶了方糖或餅乾，以隨時補充熱量。此外，檢查自己是否攜帶糖尿病識別卡及聯絡人姓名和電話。即使我們選的是一個人可以獨立完成的運動項目，最好還是找個朋友結伴同行，以防有任何意外發生時，能及時給予救助。

## 運動前

　　做好身體檢查評估。

　　穿著寬鬆且透氣、排汗、快乾的衣褲。

　　注意場地是否空氣流通。

　　如在戶外活動，要穿襪子、鞋子，避免腳部受傷。

　　開始時應5～10分鐘的暖身活動，切忌操之過急。

　　不要空腹運動，以免出現低血糖休克。

　　隨身帶些糖果糕點，運動中若出現飢餓感、心悸乏力和頭暈出汗等低血糖前兆，立即補充能量。

■　避免在四肢部位注射胰島素，因四肢運動會加速胰島素進入血液，加速細胞對血糖的吸收利用，導致低血糖反應。

## 運動時

　　運動的強度，以不超過最大心跳率（見181頁說明）為限。

運動時，還能從容他人交談。

運動中或運動完畢後，身體不會產生疼痛感。

保持穩定的運動節奏，切忌瞬間增加強度，造成身體過大的負荷。

避免在黃昏時或晚上做劇烈運動，以防半夜低血糖發生。

運動進行間，注意補充水分，尤其是長時間或天氣炎熱時。

■氣溫降低時，小心保暖。

當運動中身體出現心悸、胸痛、冷汗、發燒、暈眩或心跳脈律混亂而不規則的情況時，當立即停止運動，以防意外發生。

### 運動後

做5分鐘的緩和運動。

注意保暖，補充足夠的水分，或補充碳水化合物。

觀察自己的身體狀況，如果有暈眩、胸悶或胸痛或任何身體不適，應暫時暫停運動，並計畫減低下次的運動量。

■測量自己的血糖值、血壓和心跳，如實記錄下自己的運動紀錄表（詳見下一頁）。

檢討自己對該項運動的滿意度，適時調整運動項目和計畫表，以符合自己所需。

## ▌三種簡易運動法

### 走路

最新的研究證實，走路可以減少糖尿病患者一半的死亡機率，而且至今未發現有任何後遺症，不少專家都推薦這種運動方式是最有益

病友的。無論病友採取何種速度行走，可隨自己的體能來彈性決定；但如果病友要的是減輕體重、增強肌耐力，增加心肺功能，就必須注意到幾點：

■大步走，每小時速度5～6.5公里，可以加強心臟功能，並燃燒更多卡洛里。只要達到微喘，還能與別人交談的地步即可。

■多邁步。如果要增加速度，動作快些、增加步數，並還是維持自然的步幅，避免跨大步，易拉傷肌肉並造成膝蓋負擔。

■手肘微彎，前後用力擺動手臂，如此可以增加速度，並避免雙手伸直，造成後背的負擔。

眼睛：直視前方180公分。
肩膀：放鬆垂下。
胸部：挺起。
手臂：放鬆，從肩膀開始擺動。
腹部：收緊小腹。
膝蓋：保持柔軟，一直向前方。
前腳：先放腳跟，別讓腳向內或
　　　向外移動。
背部：站直，不要彎曲。
手肘：彎曲呈85～90度。
手：手掌成杯狀，讓手腕自然的
　　前後擺動，但不要比肩高。
臀部：擺動。
骨盆：提高臀部，收緊骨盆。
後腳：向前移動，用腳指離開。

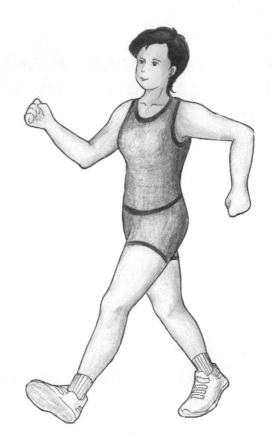

## 伸展運動

我們在做伸展運動時，肌肉同時會受到二種力量作用：拉長或收縮，並因而增加我們肌肉的韌度和強度，同時加強骨骼的力量。肌肉越結實，越能提高醣類的代謝率，也越不容易發胖。如果集中在下半身的伸展運動，臀部和膝關節的肌肉增強，還能改善平衡感，減少跌倒的機率。

### 第一招：上半身伸展

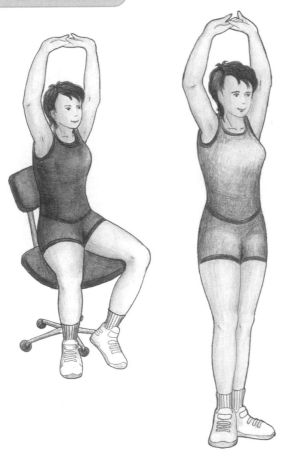

坐於床上、椅子上，或是雙腳打開與肩同寬站於平地上。雙手合併向上伸展，向上伸展時用力吸氣後維持伸展姿勢約停止十秒後放下，放下時慢慢吐氣，反覆做十次。

## 第二招：肩頸伸展

坐於床上、椅子上，或是雙腳打開與肩同寬站於平地上。頭先順時針方向，由右向左繞10圈(圖1)，然後逆時針方向繞10圈。然後，雙肩關節順時鐘方向轉圈，向上時吸氣，向下時吐氣，反覆做10次，做完再做逆時鐘轉圈，反覆做10次(圖2)。

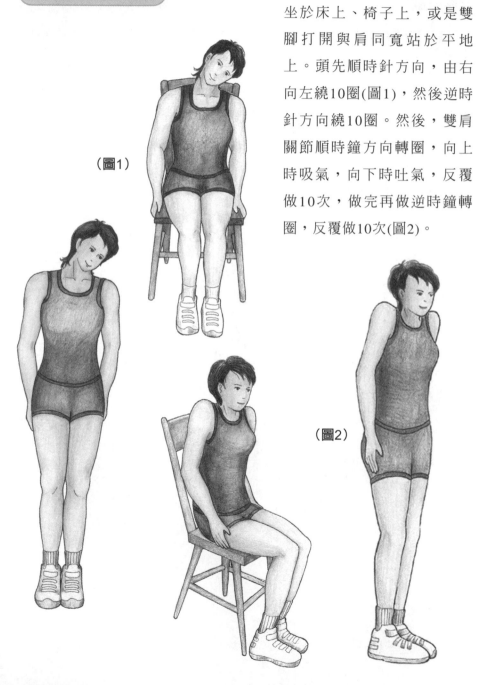

（圖1）

（圖2）

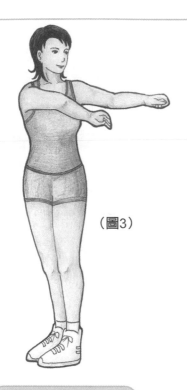

（圖3）

## 第三招：腰和背伸展

坐於床緣、椅子上，或是雙腳打開與肩同寬站於平地上。腰部打直，雙手自然伸直，帶動上半身連同腰部左右旋轉(圖3)。當向右轉時，頭部同時儘量向後看，停住10～15秒；另一側亦然。整個動作再重複做2～3次。

## 第四招：踝關節伸展

坐於椅子上，或扶住牆面，單腳往前伸直。腳底向內、向外、敬禮、內圈、外圈各做十次(圖4)。完畢再換另一腳，重複上述動作。

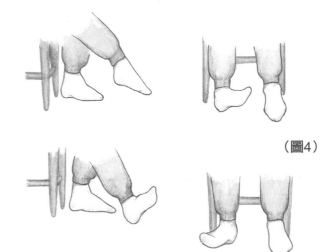

（圖4）

## 第五招：腿部伸展

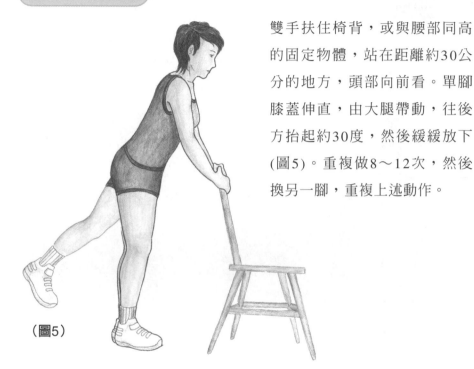

雙手扶住椅背，或與腰部同高的固定物體，站在距離約30公分的地方，頭部向前看。單腳膝蓋伸直，由大腿帶動，往後方抬起約30度，然後緩緩放下(圖5)。重複做8～12次，然後換另一腳，重複上述動作。

（圖5）

## 水中運動

　　過胖或四肢功能不健全的病友如果從事普通運動，容易對手腳關節構成損害。在水中運動則可避免這種情況發生，因為水中浮力可使人減輕90％的體重負擔，肌肉容易放鬆；且水的阻力可以在短時間內讓人消耗最多的熱量，強化肌肉；即使不懂游泳的人士亦可進行！

## 第一招：水中蹲立

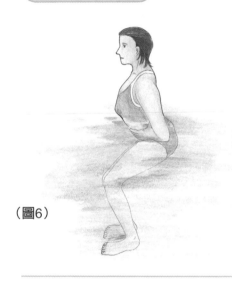

選擇池水不超過胸部的位置，腳趾緊貼池底，手撐腰的兩側，做蹲下、站起來的動作共10次(圖6)，以鍛鍊大腿肌肉和膝蓋。蹲下時儘量使肩膀沒入水中。

(圖6)

## 第二招：水中抬腿

一手撐著腰側，一手扶住岸邊，先單腳向前抬10次，然後換另一腳抬10次，儘量將腳抬高。然後單腳向後抬腿10次，接著換另一腳後抬10次(圖7)。

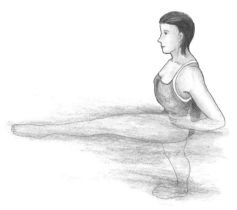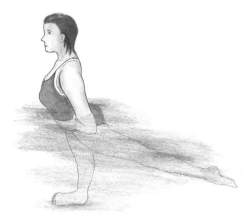

(圖7)

## 第三招：水中跳躍

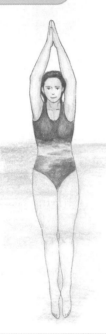

像做健身操一樣，按一定的節奏上下擺動雙手拍打水面，同時奮力在水中跳躍(圖8)。剛開始時會因水的阻力而使身體難以伸展，只要時常練習便可慢慢習慣。

(圖8)

## 第四招：水中漫步

以10公尺為範圍，在水中左右來回橫步走動，雙手自然伸展即可(如圖9)。橫向走動較不易疲勞，而且可消耗不少熱量；若體力較充沛，可改直走。

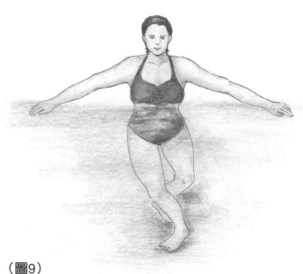

(圖9)

## 水中拉筋

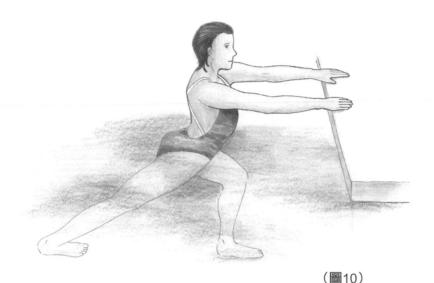

（圖10）

雙手抓著池邊，先以左腳為重心蹲低，並且右腳往後拉直，整個動作如同陸上伸展拉筋的動作。同時背部、膝蓋內側及腿應儘量伸直(圖10)，左右腳交互重複此動作10次。

1.有傷口的病友，請避免做此運動，以防感染。

2.下水前先做一些熱身動作，以防抽筋。

3.動作中勿憋氣，最好改採腹式呼吸。並且身體要放鬆，如站不穩勿緊張，順著水的浮力，以雙手保持平衡，慢慢適應即可。

4.由於水中運動十分耗力，運動完若有飢餓感，可先補充15公克的碳水化合物，但至少一個半小時後再吃正餐，否則更易肥胖。

## 兩套中醫推薦的氣功運動

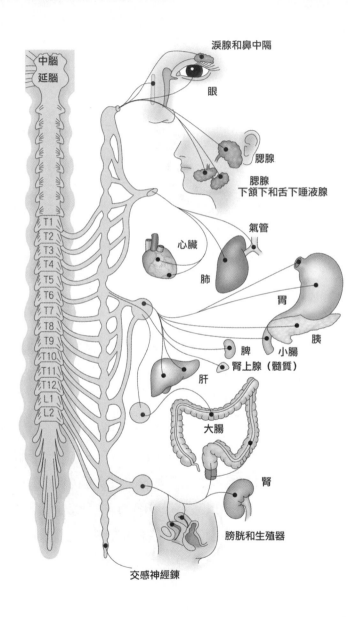

　　氣功會影響人體各系統生理的作用，根據研究，氣功運動可加強氣血運行，讓氧氣和必須性營養源源不斷輸送到全身，使病變組織得到修補。此外，實驗證明練功後，人體淋巴細胞的轉化率明顯升高，淋巴細胞正是免疫系統的主導者，可提高人體的免疫力。

　　由於糖尿病屬虛症，以補法調整，只要勤練功法，主要針對胰臟作強化、活化氣血循環，或讓胰臟的火氣排除，假以時日，可以收到極佳的效果。

　　至於糖尿病病友易出現的眼睛、神經肌肉、腎臟乃至足部等病變，就中醫而言，是五臟起了變化而產生的影響，例如神經肌肉病變可能與心、血管甚至脾、胃有關；若能以氣功加強五臟的氣血循環，尤其在練功一陣子後，免疫力上升，許多病症將可自然改善！

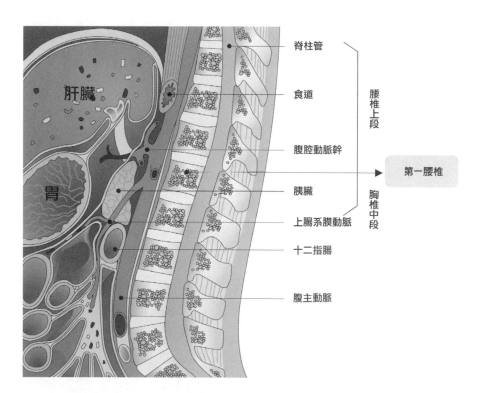

## 有按摩效用的筋骨活動：太極氣功十八式

　　只要有活動到身體胸部到腰部這一段位置，彎曲或轉身都可以，胰臟的火氣都可以排出。其餘數式皆可調整五臟氣血、舒筋活血、促進新陳代謝、充沛精神。

### 第一式　起勢調息

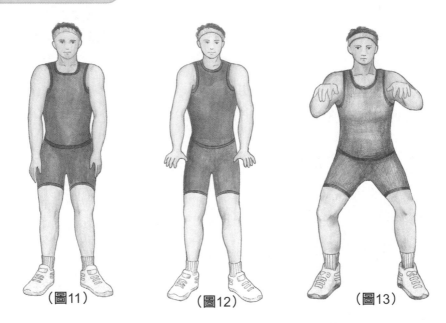

（圖11）　　（圖12）　　（圖13）

自然站立，雙腳與肩同寬，雙手自然下垂，雙眼平視(圖11)。

1.兩臂慢慢向前平舉，直到稍高過肩，手心向下，同時吸氣(圖12)。

2.上身挺直，雙腿彎屈下蹲，膝關節勿超出腳尖；雙手掌心向下，輕輕下按，直到肚臍，同時呼氣(圖13)。

3.動作1和2同時做6次，配合吸氣和呼氣(一吸一呼為一次)，身體和雙手放鬆的上升與下降。

第二式　開闊胸懷

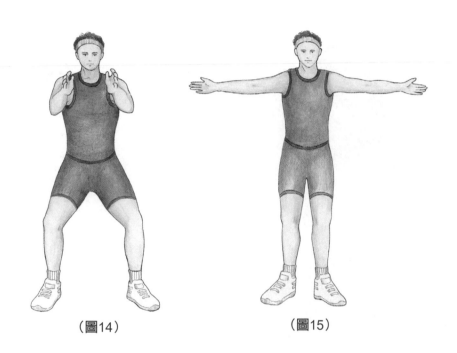

（圖14）　　　　　　（圖15）

接上式動作。

1.原本下壓的雙手，平行上提到胸前，同時膝關節慢慢打直。待雙手伸至胸前，將掌心相對(圖14)，並向外儘量擴張，同時吸氣(圖15)。

2.與1的動作相反，先將平展的雙手合攏到胸前，手心向下並慢慢往下按，膝蓋也隨之慢慢下彎，同時呼氣。

3.一吸一呼爲一次，共做6次。

第三式 揮舞彩虹

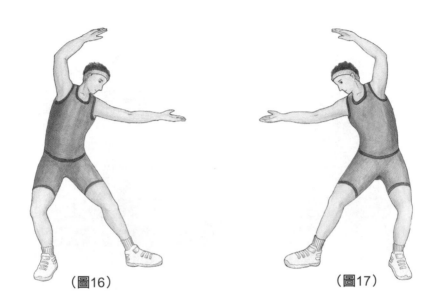

(圖16)　　　　　　　　　(圖17)

接上式動作。

1.原本下按的雙手平行上提，同時膝蓋慢慢打直。吸氣。

2.雙手繼續抬高到頭頂，重心向右移，右腳掌完全著地，膝蓋微微彎曲；左腳伸直，左手從頭頂向左側平放伸直，掌心朝上；右手像彎弓，掌心朝下。繼續吸氣(圖16)。

3.與動作2對稱。重心放在左腳，腳掌完全著地，膝蓋微微彎曲。右腳伸直，右手從頭頂向右側平放伸直，掌心朝上；左手肘關節慢慢彎曲，向上提到頭頂，掌心朝下。呼氣(圖17)。

4.左手平展時吸氣，右手平展時呼氣，一呼一吸為一次，共做6次。

## 第四式　輪臂分雲

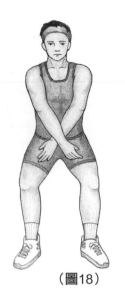

（圖18）

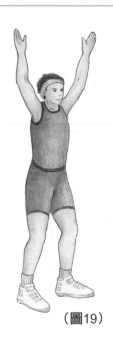

（圖19）

接上式動作。

1.重心移回兩腿之間，馬步微蹲。原來高舉的左手向下移動，原本右側方的右手同時向前，與左手在小腹前交叉，雙手掌心向內，同時呼氣(圖18)。

2.雙手伸直，同時膝蓋打直，翻掌掌心向上，往二側上舉至頭頂交叉，掌心向上。同時吸氣(圖19)。

3.掌心向外，雙臂伸直，同時向兩側慢慢降下，此時掌心應為向下；雙手自然劃圓直至交叉在小腹前。同時呼氣。

4.如此兩手以肩關節為圓心劃圓，手往上時吸氣，手往下時呼氣。一呼一吸為一次，共做6次。

第五式　定步倒捲肱

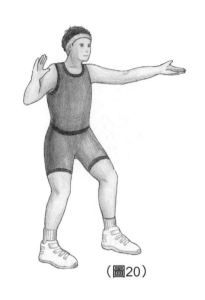 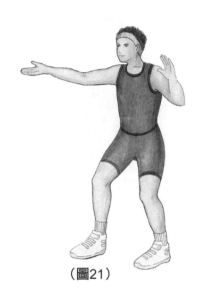

（圖20）　　　　　　　　　（圖21）

接上式動作。

1.馬步微蹲，原本高舉的左手掌心向上、朝前伸直，右手則屈肘、掌心向上，然後向右斜後方劃個弧到與肩同高，腰向右轉，眼睛看右手，同時吸氣。然後提右臂，手肘彎曲、掌心朝前(圖20)，向前推出同時呼氣。同時原本向前伸直的左手往胸前收，恰與往前推的右手相擦而過。

2.左手往斜後上方劃個弧線，平舉在後，腰往左轉、目光望向左手；右手掌同時上翻，吸氣。然後左手臂彎曲，掌心朝前(圖21)，向前推出同時呼氣。並且原本向前伸直的右手往胸前收，恰與往前推的左手相擦而過。

注意事項：掌內收和前推時可稍用內勁。一吸一呼為一次，共做6次。

## 第六式　湖心划船

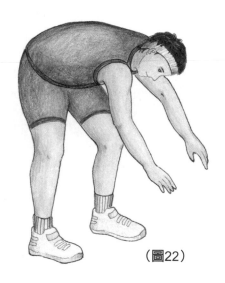

（圖22）

接上式動作。

1.當雙手在胸前相擦而過之時，上身挺直，兩手掌朝下，雙手向下及後方劃孤；同時雙膝下蹲，雙手繼續繞過後方，盡量伸長、向上劃，腰部隨之自然擺動。繼續吐氣(圖22)。

2.雙腳慢慢伸直，同時手臂打直，掌心慢慢向上翻。吸氣。

3.重複動作1、2，手往下時呼氣，手往上時吸氣，一呼一吸為一次，共做6次。

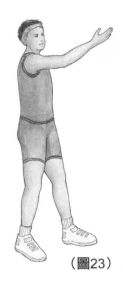

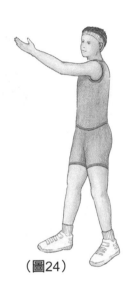

（圖23）　　　　　　　　　　　（圖24）

接上式動作。

1.初時兩手劃到後下方，腰和雙膝都挺直，重心在左腳，右腳尖用力蹬，腳跟提起。同時左手不動，右手掌向上並往左前方抬，直到與左肩同高，像是托球的動作；吸氣(圖23)。而後右手慢慢回原位，同時呼氣。

2.重心移到右腳，換左腳尖用力蹬，以腳尖著地。同時右手不動，換左手掌向上並往右前方抬，直到與右肩同高，像是托球的動作；吸氣(圖24)。而後左手慢慢回原位，同時呼氣。

3.重複1和2的動作，一吸一呼爲一次，共做6次。並且手伸直時，目光直視托球的位置。

## 第八式　轉體望月

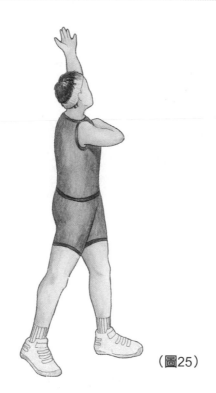

（圖25）

接上式動作。

1.馬步微蹲，雙手儘量向左後上方揮出，腰部與頭部隨之左轉，並帶動膝蓋伸直，同時吸氣(圖25)。而後雙手回原位，並恢復馬步姿勢，同時呼氣。

2.與動作1相同，只是方向相反，雙手儘量向右後上方揮出，腰部與頭部隨之右轉，並帶動膝蓋伸直，同時吸氣。而後雙手回原位，並恢復馬步姿勢，同時呼氣。

3.重複動作1與2，一吸一呼爲一次，共做6次。

**第九式　轉腰推掌**

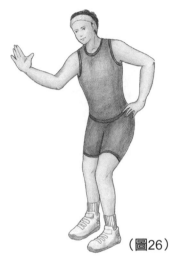

（圖26）

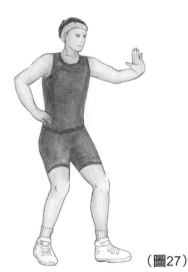

（圖27）

接上式動作。

1.馬步微蹲，雙手心向上，置於腰的兩側。左手肘往後拉，上身隨之左轉；右手以內力向左前方推出，同時呼氣(圖26)。而後右手縮回腰旁，上身隨之轉回，吸氣。

2.動作同1，只是方向相反，右手肘往後拉，上身隨之右轉；左手以內力向右前方推出，同時呼氣(圖27)。而後左手縮回腰旁，上身隨之轉回，吸氣。

3.重複動作1和2。一吸一呼為一次，共做6次。

## 第十式　馬步雲手

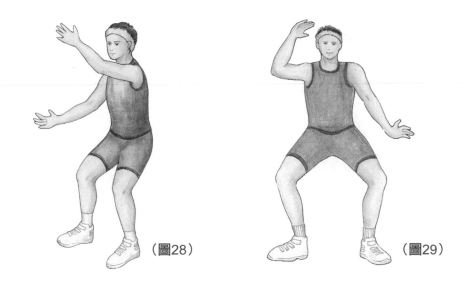

（圖28）　　　　　　　　　　　　　　（圖29）

接上式動作。

1.原本向前推出的左手，改為掌心向內，緩緩向左移，同時腰部左轉；右手前伸至肚臍的高度，掌心翻向左面，在腰部左轉同時，雙手一同往左劃，同時吸氣。

2.左轉約45度時，右手向上劃至眼睛的高度；左手向下劃至肚臍的高度(圖28)。然後腰再往右側轉，雙手同時平行向右劃，同時呼氣。

3.重複2的動作，只是方向相反，左手向上劃至眼睛的高度；右手向下劃至肚臍的高度(圖29)。然後腰再往左側轉，雙手同時平行向左劃，並吸氣。

4.重複動作2與3，一呼一吸為一次，共做6次。

第十一式 撈海觀天

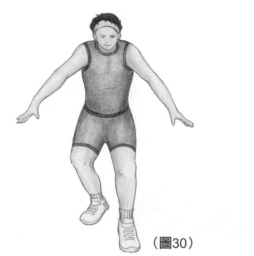

（圖30）

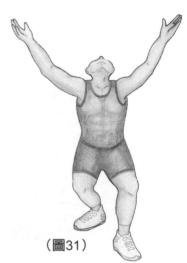

（圖31）

接上式動作。

1.左腳前踏半步，右腿伸直成弓箭步。腰伸直前傾，雙手伸至膝前左右交叉。開始吸氣(圖30)。

2.上身慢慢挺直，並儘量向後仰。雙手隨之緩緩上升，至肩高度時掌心相對、向左右擴張，頭同時往後伸展，並繼續吸氣(圖31)。

3.上身慢慢回復前傾，同時雙手落下兩側，並再次伸至膝前左右交叉，同時吐氣。

4.重複2和3的動作，一吸一呼爲一次，共做6次。

## 第十二式 推波助浪

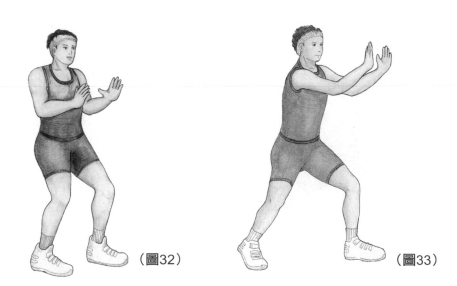

（圖32）　　　　　　　　　　（圖33）

接上式動作。

1.身體重心往右腳移，左腳伸直，腳跟著地。原來上舉的雙手緩緩降下，手肘彎曲，吸氣。然後向前上方直直推出(圖32)，並將身體重心慢慢往前移，同時呼氣。

2.雙手到盡頭後，慢慢收回到胸前(圖33)，同時重心回到右腳，並且吸氣。

3.重複1和2的動作，手內縮時吸氣，手前伸時呼氣。一吸一呼為一次，共做12次。

第十三式　飛鴿展翅

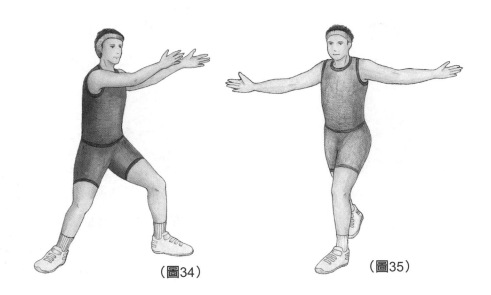

（圖34）　　　　　　　　　　　　　　（圖35）

接上式動作。

1.原本往前推的雙手向內轉，伸直。

2.重心往右腳移，左腳尖抬起。雙手像展翅一樣，儘量向左右二邊伸展，同時吸氣(圖34)。

3.重心移回左腳，雙手同時收回(圖35)靠攏，同時呼氣。

4.重複1和2的動作，一吸一呼為一次，共做12次。

## 第十四式 伸臂衝拳

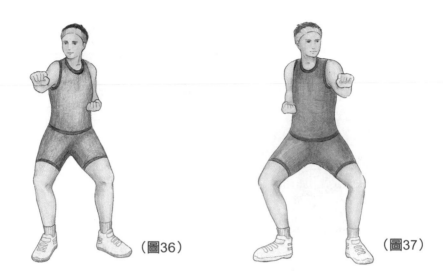

（圖36）　　　　　　　　　（圖37）

接上式動作。

1.將弓步調整爲馬步微蹲，雙手握拳置於腰間，拳心向上。

2.右手快速出拳，拳心向下，同時呼氣(圖36)。然後收拳回腰間，同時吸氣。

3.左手快速出拳，拳心向下，同時呼氣(圖37)。然後收拳回腰間，同時吸氣。

4.重複1與2的動作，眼睛直視前方。一吸一呼爲一次，共做6次。

第十五式　大雁飛翔

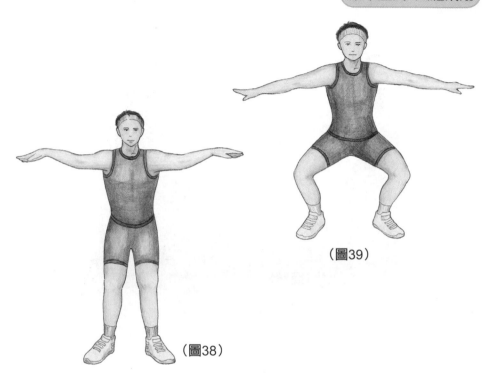

（圖39）

（圖38）

接上式動作。

1.馬步改直立，雙手兩側往上平舉至與肩同高，手掌向下。

2.伸在兩側的雙手繼續向上伸展，同時全身向上挺直，連同腳跟儘量往上抬。吸氣(圖38)。

3.膝蓋儘量彎曲蹲低，雙手保持柔軟，緩緩平行往下劃，腳跟著地。吐氣(圖39)。

4.重複1和2的動作。一吸一呼為一次，共做6次。

## 第十六式　環轉飛輪

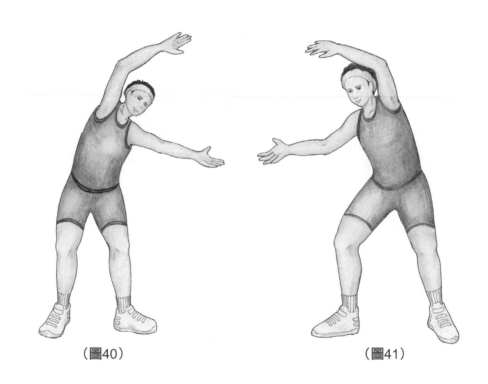

（圖40）　　　　　　　　　　　（圖41）

接上式動作。

1.自然站立，雙手自然下垂。

2.雙手伸直，帶動上半身由左到右做轉體動作，舉到頭頂時吸氣，落下時呼氣(圖40)。重複三次。

3.方向相反，改由右上到左下轉體，同樣手上舉時吸氣，下放時呼氣(圖41)。重複3次。

第十七式 踏步拍球

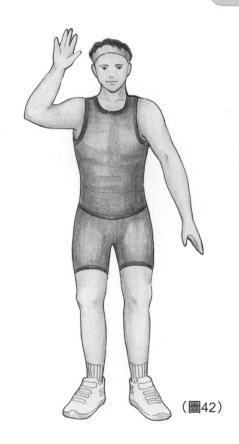

(圖42)

接上式動作。

1.左腳抬起，同時舉起右手到肩部同高；右手拍下同時左腳踏地。吸氣(圖42)。

2.與動作1相反，右腳抬起，同時舉起左手到與肩部同高；左手拍下同時右腳踏地。呼氣。

3.一吸一呼爲一次，共做12次。

## 第十八式　按掌平氣

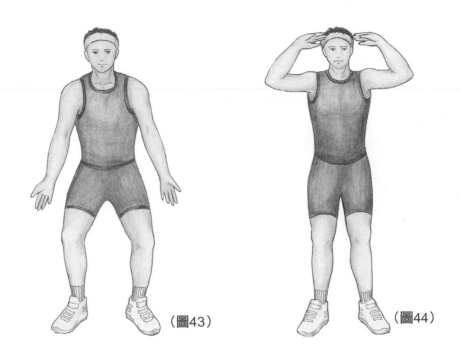

（圖43）　　　　　　　　　　　（圖44）

接上式動作。

1.自然站立，兩指掌相對於小腹前。

2.掌心向上，上提過腹部、胸部直至眼前。同時慢慢吸氣(圖43)。

3.翻掌改爲掌心向下，緩緩降下，直到回到小腹前，同時呼氣(圖44)。

4.一吸一呼爲一次，共做6次。

注意事項：

1.足部若有外傷，應避免接觸到有可能的感染原。並且在一些需蹲馬步的動作中，請病友視自己的體能而爲。

2.有嚴重心血管疾病的病友，第六式前彎動作不需太過，以免產生不適。

(請醫師繼續給予練習的建議)

# 保養胰臟的簡單功法

因脾經走腿內側，有幾個簡單動作可以讓胰臟火氣排出：

Ⅰ 將腳踝內翻。

Ⅱ 將雙手平行舉高在胸腰之間或外開45度。

Ⅲ 身體上半身前彎或左右轉身。

注意事項：以上三個動作可分開練習，亦可同時操作。

## 足太陰脾經經筋圖

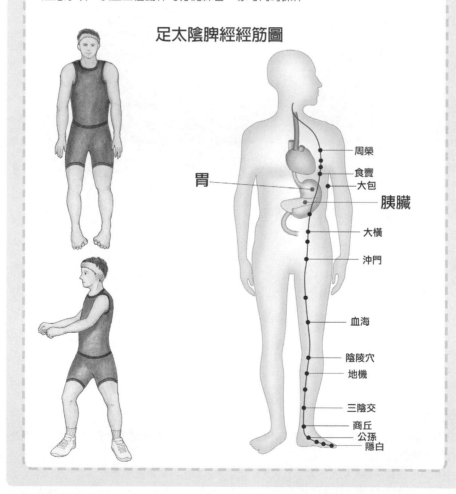

## 講究共振、呼吸調息按摩、氣動：六字訣

　　六字訣是一種吐納法。它是透過噓、呵、呼、呬、吹、嘻六個字的不同發音口型，配合唇齒喉舌不同部位的用力，可共振、牽動至相對的臟腑，促進其經絡氣血的運行。尤其呬字訣可緩解肺部不適，呼字訣可加強脾臟和胰臟機能，吹字訣可促進腎臟的保健，糖尿病病友不妨多練此三式氣功。

■**預備式**：兩腳與肩同寬站直，全身放鬆，雙膝微屈，呼吸自然平穩。

■**呼吸法**：採腹式呼吸。先呼後吸，呼時讀字，同時提肛縮臀，體重放在腳跟。吸氣時口輕閉，舌抵上顎，以鼻自然呼吸。每個字讀六遍後，調息一次，稍微休息，恢復自然。

### 1.噓字功養肝

噓，口型為兩唇微合，舌尖向前而兩邊向內微捲，上下齒有微縫。

**動作**：兩手重疊在下腹前(男性左手在內右手在外，女性則相反，見圖46)。呼氣時念「噓」，兩眼同時盡力瞪圓，內心想著將氣送到肝臟。呼氣完再閉口吸氣。如此動作六次為一遍，作一次調息。

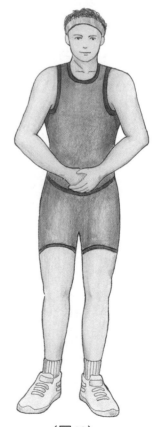

(圖46)

**功效**：對強化眼睛功能、肝腫大、胸脅脹悶、食慾不振、兩眼乾澀、頭目眩暈等症有所幫助。

### 2.呵字功補心

呵，讀「柯」，口型爲半張，舌抵下顎。

**動作**：吸氣，兩臂由小腹前抬起，直到與面同高。呼氣念「呵」，同時翻轉手心向面(圖44)，經面前、胸腹緩緩下落(圖48、圖49)，直到兩手自然下垂，再慢慢吸氣，做第二次呵字動作。如此動作6次後，作一次調息。

**功效**：有心悸、心絞痛、失眠、健忘、盜汗、口舌糜爛、舌強語塞等症狀者，皆可練此功治療。

### 3呼字功健脾

呼，撮口，舌向上微捲，用力前伸。

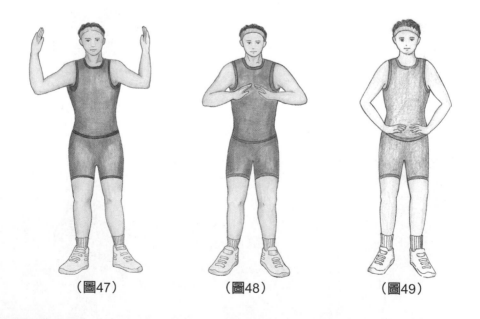

（圖47）　　　　（圖48）　　　　（圖49）

**動作**：呼字時，兩手相對、掌心向上(圖52)，自小腹前抬起，舉至胸前(圖51)，左手向外翻轉上托至頭頂，同時右手下按至小腹前(圖52)。呼氣盡吸氣時，左掌心轉向內，從面前落下，同時右掌心向內並往上舉，兩手在胸前交叉(圖53)，左手在外，右手在內，這時吸氣盡，然後改右手上托，左手下按，繼續作第二次呼字。如此共做6次之後，做一次調息。

**功效**：有脾虛、腹脹、腹瀉、食慾不振、消化不良、四肢疲乏、肌肉萎縮、皮膚水腫、便血等疾患的病友，皆可練此功。

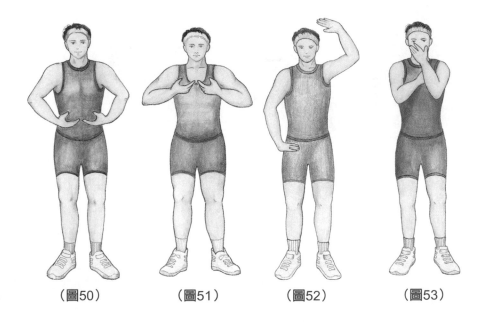

（圖50）　　　（圖51）　　　（圖52）　　　（圖53）

### 4.呬字功補肺氣

呬，讀四。口型爲兩唇微向後收，上下齒相對，舌尖抵在上下齒間。

**動作**：吸氣，兩手從小腹前抬起，逐漸轉爲掌心向上、手指尖相對(圖54)，至兩胸前平，兩臂外轉、手心向外(圖55)；然後呼氣念呬字，同時左右展臂像小鳥展翅一樣(圖56)，直到呼氣盡，兩臂自然下落於身體兩側。如此重複六次，調息。

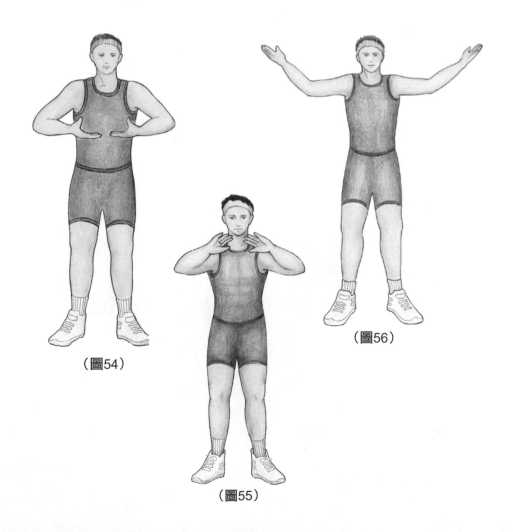

（圖54）

（圖55）

（圖56）

## 5.吹字功強腎

吹，撮口，兩嘴角微向後張，舌稍捲。

**動作**：兩臂從腰後順著體側提起，繞過腰間向前劃弧(圖57、58)，並經身體正面抬至胸前，兩臂撐圓、指尖相對，如抱一顆球。呼氣讀吹字時，身體下蹲，兩臂隨之往下落(圖59)，呼氣盡時，兩手落於膝蓋上(圖60)，並注意上體挺直。然後吸氣，同時腳跟稍用力、慢慢站起，兩臂自然垂於身體兩側。共做6次，調息。

**功效**：有腰膝痠軟、目澀健忘、頭暈耳鳴、盜汗遺精、陽萎、早洩、子宮虛寒等症者，可練此功。

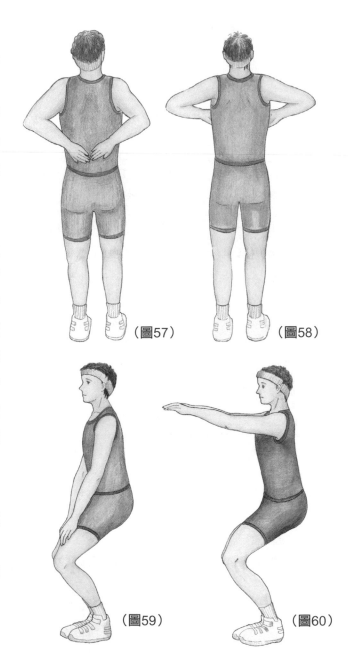

（圖57）　（圖58）

（圖59）　（圖60）

### 6噓字功理三焦

噓，口型爲兩唇微啓，舌稍後縮，舌尖向下，同時面帶微笑。

**動作**：兩手自體側抬起，像捧物狀，繼續提至兩胸前，手心向外翻，並在呼氣念「噓」同時，雙手向頭部托舉，兩手心轉向上，指尖相對(圖61)，直到呼氣盡。接著吸氣時，雙手轉而相對，由頭部循身體兩側緩緩落下(圖62)，直到身體兩側，並同時想像將氣送至足四趾端。如此同樣重複6次，調息。

**功效**：由三焦不暢而引起的暈眩、耳鳴、喉痛、胸腹脹悶、小便不利等疾患，可多練此功。

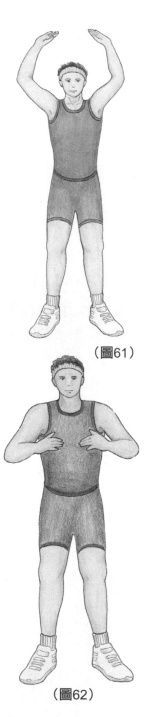

（圖61）

（圖62）

◆**注意事項**：六字訣全套練習是每個字做六次呼吸，早晚各練三遍，持之以恆必見功效。尤其對糖尿病病友特別有益的呴、呼、吹三字訣，可多加1～3遍，但需避免單練一個字，以免引起不適。

◆常念「細姨仔」（台語發音）也可以共振到胰臟。

## 第七章

# 糖尿病的生活保健

## ▌概說

　　當醫師告訴我們得到糖尿病的那一刻，大部分的病友可能彷彿晴天霹靂，覺得自己要準備開始悲慘的生活：每天要吃大把大把的藥，反而是三餐這也不能吃那也不能吃，許多從前喜愛的美食如今都成了禁忌。事實上，糖尿病病友的應有的生活方式，也就是每一個人的健康生活之道。這聽起來似乎不可思議？舉例而言，糖尿病飲食和運動本身就是非常好的健康瘦身計劃。即使是非糖尿病的人採用這樣的生活方式，許多研究顯示可以有效降低身體質量指數和脂肪含量，血壓和血脂肪等代謝症候群相關指標，以及體適能等也都可以改善。相反的，過度攝取脂肪和醣類，缺乏運動以及抽菸、酗酒等不良生活習慣，不論是否有糖尿病在身，長久都會對健康產生不利影響。

　　所以糖尿病病友應該覺今是而昨非。勇敢告訴自己，從今天開始我要做自己健康的主人，我要為自己的健康而努力。關於糖尿病病友的飲食和運動處方已另有專章討論。本章僅就一般性原則和一些日常生活應注意的細節加以說明。

## ▋ 與藥物治療相關的一些事項

　　糖尿病病友應該將醫師發給的糖尿病護照或病友卡,放在家中明顯易見之處,出門時則要隨身攜帶。護照中除了近期治療狀況及使用藥物之外,同時有緊急狀況處理及照顧醫療單位聯絡方式等聯絡資料,可提供病友、家人以及其他醫療人員寶貴的參考資訊。

　　口服降血糖藥物或胰島素都應放在陰涼且兒童不易取得之處(見「第二章:糖尿病藥物的保存」),有時藥物使用方法較複雜,而且醫院拿回來的藥包大多是將不同藥物各自分袋包裝,在管理上較不方便。我們可以在西藥房買到一週分量的藥盒,從星期一到日,每日三餐加睡前,或再分為餐前及餐後先將藥一格一格擺好,比較不容易弄錯。第一次使用的藥物,或是醫師為我們換藥或調藥時,務必仔細詢問藥師及衛教師藥物的用法及注意事項。

　　除非是視力不良或是其他身心殘障等無法執行注射的原因,病友應自行注射胰島素(當然,臀部或手臂外側等部位較不方便,可請家人幫忙),因為個人最瞭解自己的感受,而且自行注射可以避免因為照顧者不在便無法注射的問題,可使控制更為良好。

　　血糖最好每日測量,執行不方便時可以用尿糖試紙檢驗替代(見「第一章:糖尿病的診斷、評估與追蹤」)。許多糖尿病病友都是看醫師時才測量血糖,這是不夠的。因為影響血糖的變因很多,從藥物、飲食的內容、運動及各種近期的身心變化與病症,如感冒、拉肚子、失眠或壓力生活事件等都會影響血糖。血糖儀必須依照廠商說明定期接受校準。同時,不管是血糖或尿糖檢測的試紙都有保存期限,如果已經受潮變色或是超過保存期限就無法測準,應該丟棄更新。

# ▌食衣住行各方面所需注意事項

**食**：糖尿病病友常常會陷入什麼都不能吃的恐懼之中，因而營養不良。或是雖然吃得不多，但是因爲不懂該吃什麼，而多攝取了升糖指數較高的醣類食物，結果血糖控制還是不好。甚至有因爲覺得太麻煩而完全放棄的。在第四章糖尿病的飲食療法中，專業營養師已爲我們撰寫了非常深入的內容，請讀者參照。本章我們介紹三個要點：

（1）三餐及點心要儘可能定時定量並且與藥物配合：在日常生活中難免因爲忙碌或社交原因，有時誤餐或是多吃了非計畫中的食物。比如說，沒有時間吃午餐，或是同仁生日請客而多吃了一塊奶油蛋糕。在一般沒有糖尿病的人，身體可以經由胰島素及升糖激素的調節而釋出及利用血糖。糖尿病病友雖然可以藉由口服藥物或注射胰島素，來趨近這種自然生理機轉，但是它調節範圍卻沒有非糖尿病患者那麼大。在不改變藥物劑量的情況下，如果一餐吃得太多或太甜便有可能導致血糖升高；反之，服用藥物或注射胰島素之後卻沒有吃飯或吃得不夠，便有可能發生低血糖。所以糖尿病病友應該要儘可能地依時間表來進餐及服藥。一般而言，空腹服用的降血糖藥或混合型胰島素應在給藥後15～30分鐘內進食，超短效胰島素應在注射後5～10分鐘內進食，如此可以避免低血糖發生。

（2）外出時應隨身攜帶可以迅速吸收以補充糖分的食物，可依個人方便和喜好攜帶：硬糖或方糖塊三到五顆，一小罐蜂蜜，葡萄糖粉或糖漿一小罐。這是爲了發生低血糖症狀時急用的。處方中包含acarbose（Glucobay®醣祿）的病友則只能準備葡萄糖粉或葡萄糖漿備用。

（3）採用少量多餐的原則，將醣類（碳水化合物）食物平均地分配到各正餐及點心中，避免突然一餐攝取大量或過少醣類。如此可以減少血糖值的劇烈變化，以及餐後高血糖的情形。

## 升糖指數（glycemic index）

升糖指數的計算方式是食用含有50公克碳水化合物之某食物之後，血糖變動曲線下方的面積，除以含等量醣類的標準食物的曲線面積所得到的比值。標準食品通常採用土司或葡萄糖。簡而言之，升糖指數高的食物食用之後，血糖上升的速度較快而且上升的幅度較高，升糖指數低的食物則相反。影響食物升糖指數的因素包括：食物的纖維含量，蔬果的成熟度，食物的油脂含量與酸度，澱粉粒的分子大小，以及食物的物理性質等。各單一食物的升糖指數我們可以在網路或營養學專業書籍上找到。原則上，較不成熟的蔬果，含纖維多或油脂多，酸度高，以及顆粒較粗的食物，升糖指數會比較低。

升糖指數高的食物會使血糖上升較快且較高，因此可以作為糖尿病病友選用食物（應該避免或少用）的參考，不過並不是絕對的標準。例如冰淇淋的升糖指數比土司或米飯還低，是因為油脂含量高，而使糖分相對較少，並不表示冰淇淋比較有益健康。脂肪過多對糖尿病病友還是不好的，應該綜合考量，設計同時能顧及血糖控制和營養的菜單。

**衣**：糖尿病病友有時會因為自主神經病變而有排汗異常的情形，在上肢及上半身過度出汗，使病友容易受涼感冒；下肢則出現少汗或無汗而使皮膚乾燥，增加了皮膚受傷而產生糖尿病足的危險性。糖尿病病友在夏季應穿著吸汗透氣的棉質內衣，冬季則要穿得夠暖，足部要穿

厚毛襪，手要戴手套。下肢的保暖不夠很容易加重末稍血液循環不良，使已有的傷口無法癒合，或是產生凍傷或壞疽的情形。但是有些病友採用電暖爐或電毯等來取暖，又很容易因為感覺障礙而引起燒燙傷，甚至造成火災。使用這些加熱器務必十分小心安全，同時要有適當的距離或阻隔，不可以在肢體上直接加熱。

**住**：由於長期照護的需求以及各種潛在的急慢性併發症，糖尿病病友最好能夠與家人同住，不要獨居。尤其是老人或是已有慢性併發症的病友。雖然因為人口老化與家庭結構的變遷，越來越多的老年糖尿病友無可避免地必須獨居自我照顧。如果沒有家人或是家人白天必須外出工作，記得要讓左鄰右舍知道家中有一個糖尿病患者，可以互相關懷照應。另一個方法就是利用社區的長期照護資源：如安養院、護理之家或是日間照護中心。

家中的環境要注意整潔，採光及照明要足夠。廚具、刀剪等尖銳物應固定收在安全容器中，使用後立即放回。電熨斗、電暖器或電熱毯等加熱電器一定要小心使用，避免燙傷或是引起火災。家中應經常清掃，尤其是不小心打破玻璃器具時，一定要立刻將碎片仔細打掃乾淨。糖尿病病友在家中應該穿上棉襪再穿上軟質拖鞋，不要赤腳在地上行走以免受傷。此外，記得糖尿病藥物及血糖測定儀等要放在陰涼，孩童無法取得之處。

**行**：人必須依賴雙足而行走，然而承載生命重量的雙足卻是糖尿病病友非常容易受傷的地方，足部護理是糖尿病照顧非常重要的課題，將在下一節詳細討論。本節說明糖尿病病友在外出旅遊時應注意的事項。

糖尿病病友無論是短程外出或多天的出國旅遊等活動，以下「隨身三寶」務必永遠放在隨身的包包中：（1）糖尿病護照或病友卡；（2）所有的藥物，包括口服藥或胰島素、注射針，及藥物清單或藥袋；（3）前述用來提升血糖的食物，選擇易於攜帶的種類。

糖尿病的藥物如果放在原本的包裝中，比如鋁箔套或塑膠小包中，或是裝胰島素的瓶子，都可以室溫存放一個月以上。剛好放在藥盒的藥或抽在注射筒的胰島素，除了不耐保存還會有一個問題：那就是當發生急症或是藥物用完必須補充時，當地的醫師會無法憑藥物的外觀來判斷我們正在使用的藥物種類及劑量，尤其是如果我們那時是在國外旅遊時。這種情形會大大增加當地醫療資源介入協助的困難度，使糖尿病病友陷於危險中。另一個可行的方法就是請醫師把我們正在使用的藥物，包括商品名、成分名（因為同一成分的藥物可能會有不同的商品名，在不同國家也不通用）、劑量及使用方式、頻率等做成一張隨身攜帶的小卡片，並同時記載在糖尿病護照中。

藥物的量要先算好，必須攜帶足夠的藥並加上急用的預備藥量。出國旅遊時最好要準備兩倍的藥量，一份放在個人的隨身行李中，另一份則請同行的成年夥伴或親人幫忙攜帶。盡可能不要將藥（尤其是胰島素）放在託運的行李中。理由是長途飛行中行李艙的低溫可能會使胰島素結冰而失效。其次是託運的行李有時會在轉運的途中遺失，使糖尿病病友發生無藥可用的窘境。

## ▋ 糖尿病的足部保護

據統計在臺灣同一年齡層的人口中，糖尿病患者接受截肢的機會

是非糖尿病患者的15倍，這多出來的危險性幾乎都是因為糖尿病足造成的（見「第一章：糖尿病的併發症」）。由於大血管硬化使得四肢周邊血液循環不良，傷口不易癒合。感覺神經病變則使足部感覺異常或麻木，而易於受傷，加上高血糖使免疫力下降，傷口容易受到細菌感染。糖尿病病友腳上的小傷口往往因而演變成必須為了救命而截肢的嚴重後果。

糖尿病病友應該每天用溫水清洗雙腳，並檢查雙腳的每一部分，包括足底和腳趾的間隙。可以配合使用鏡子或請家人幫忙，如果發現有小傷口，應該用無菌的清洗用生理食鹽水（或用煮沸放涼的開水替代）洗淨，並每日持續觀察傷口的癒合情形，如果傷口癒合不良或是有紅腫、疼痛或化膿等疑似感染症狀，應就醫診治。

平常每天可以用乳液按摩下肢及足部，以滋潤皮膚並促進血液循環。趾甲應適度修剪，不要太長或太短，因為這樣都容易造成受傷。如果會有嵌甲（趾甲邊緣長到肉裏面）的病友，應該把趾甲末端修剪成平的切面（而不是平常的圓弧形），可以減少嵌甲的復發。有的病友腳上有角質厚皮或雞眼等小病灶，嘗試自己處理時要小心不要受傷。這些小病灶在非糖尿病患者大多是可以自行處置而不會有大問題的，但是糖尿病病友處理時要特別小心，如果有前述的疑似感染症應該要就醫診治較為妥當。

糖尿病病友應該要穿著透氣的棉襪再穿鞋。不論是在室內還是戶外活動建議都要穿鞋。在室內應該要穿軟質的拖鞋，在戶外則應視活動場合選擇適合的鞋子。鞋子要選擇寬鞋頭，最好能防水透氣的材質，而且要寬鬆一點。預留厚襪子和腳部因長時間行走或站立而膨脹的空間，可避免因太緊而壓迫腳部影響血液循環，或是在腳部磨出傷口。

　　新鞋子最好不要一次穿太久，先每天穿一個小時，讓鞋子適應腳型後才用來做長時間活動的用鞋。穿了適合的鞋款可以準備兩雙，每日替換。不要穿濕鞋子，濕鞋子會磨腳，天氣冷時則會引起凍傷，同時加重血液循環障礙。每天穿鞋之前要先檢查一下鞋子內部，將偶然掉入的小石子或其他異物清除。

## ▎糖尿病與性生活

　　糖尿病的病友並不會有性生活上的禁忌，而且糖尿病本身並不會影響病友的性需求。然而糖尿病病友卻常常會有性功能障礙的問題，尤其是常見於男性的糖尿病病友。男性的性功能障礙最主要的是勃起障礙（陽萎）以及逆行性射精；女性則可能有不易達到高潮，或是因為免疫力降低造成陰道或泌尿道感染，續發性地引起性行為時疼痛不適。據西方的統計，非糖尿病男性在六十歲以前，很少人會有勃起障礙，但是糖尿病病友在五十歲以前，約有20％到50％的人就會有勃起障礙，而到泌尿科求診的勃起障礙患者中，約有60％是糖尿病病友。

　　糖尿病病友的性功能障礙原因是多重的，包括糖尿病引起的神經及血管病變、血糖控制不良引起的不適、全身性的健康狀況、藥物的副作用以及憂鬱的情緒等。其中有部分是心因性的或可逆的器官性變化，有些是不可逆的器官性變化，或是合併兩種變化所造成的影響。

　　糖尿病病友要享受和伴侶之間的魚水之歡，維持正常的性功能，以下各點是必要的努力：

　　（1）應該嚴格控制糖尿病，並配合適當的飲食與運動控制：血糖過高時會讓人覺得口渴、倦怠無力，性慾也會隨之減低。而長期控制

不良所導致的血管與神經病變，則是許多不可逆性功能障礙的原因。所以把血糖控制好是第一步。適當的運動除了可以幫助血糖控制，同時可以維持體適能與身心活力，並且可以減少憂鬱的情緒。

（2）戒除不良的生活習慣：吸菸、過度飲酒、熬夜等不良生活習慣，除了造成糖尿病控制不良，也會加重血管病變等慢性併發症，直接或間接造成性功能障礙，應該努力加以戒除。

（3）配偶的鼓勵與配合：配偶應體諒另一半因為糖尿病而在身心狀況上的改變。不要用持久度或高潮與否等來要求另一半，也不要用冷嘲熱諷的言語。有時糖尿病病友會對性刺激比較不敏感，比較不容易到達高潮。配偶更要多付出耐心，用更多的愛撫，或是用心來營造一些情趣的環境等，來幫助自己的伴侶。

（4）適時向醫師求助：國人因為觀念保守，不太願意為了性的問題而求醫。多半是隱忍或自行購買偏方、補品等。有時不但受騙失財而且傷身。事實上醫師不但可以用專業，對我們的性功能障礙原因做鑑別診斷、提供建議，並且現今已經有多種內外科方法可以改善性功能障礙的狀況。

目前合法的治療男性勃起障礙的藥物包括：威而鋼（Viagra®）、犀利士（Cialis®）、樂威壯（Levitra®），以及尚未在臺灣上市的快威猛（Uprima®）等。這些藥物的作用機轉雷同。約有60％性功能障礙的糖尿病病友可因上述藥物而得到改善。但是由於這些藥物的一些副作用與禁忌，如不能用在不穩定型心絞痛等心血管疾病病人，也不可以與硝酸鹽（nitrate）類藥物併用（可能會產生致命的低血壓）。而這些心臟疾病或用藥在糖尿病病友的身上合併存在的機會並不少見。所以糖

尿病病友不應該在未向醫師諮詢的情況下，自行購買這些藥物使用。
同時，自行購買藥物可能還會有買到偽藥的問題，不可不慎。

　　外科的方法則包括人工陰莖植入與血管重建手術等，各有不同的
適用情形與優缺點，應請泌尿科專科醫師為您評估及執行。

## ▎糖尿病的口腔保健

　　糖尿病的病友容易有牙結石、牙周炎、齒槽膿漏，乃至於牙齒鬆
動脫落等牙周疾病。主要的原因可能是因為血糖高、局部免疫力下降
等而引起的口腔細菌過度繁殖以及菌落生態改變。伴隨著這些病程進
展的則是一些惱人的口臭、口乾口苦、敏感性牙齒以及牙痛等不適症
狀。而這些不適除了讓糖尿病病友受苦，也會反過來影響糖尿病本身
控制的穩定度。所以糖尿病病友應該特別加強口腔衛生保健。

　　每次用餐之後，病友儘可能都要刷牙，並用牙線或牙線棒將牙縫
內的殘渣剔除乾淨。每年應至少一至二次請牙醫師為我們洗牙，除去
牙結石。如果有牙齒痛或牙齦浮腫等不適應該請牙醫師診治，並告知
我們的糖尿病主治醫師，以便醫師可以加強血糖監測，並在治療方式
上做必要之調整。

## ▎特殊族群的糖尿病健康照護

**老人**：老年糖尿病病友的照顧是糖尿病長期照顧的重大挑戰。老人常
常同時伴有多種慢性疾病，其中有些又會造成不同種度的身心功能殘
障必須依賴他人照顧。比如說：腦中風後遺症、老人失智症、巴金森

氏症、退化性關節炎及骨質疏鬆症所引起的肢體殘障，其他各種疾病所造成的視力、聽力退化等。在邁向老化社會的過程中，如何讓老人活得安全而有生活品質是整個族群的重要承擔。從糖尿病照顧的角度來看，上述老人常併有的身心狀況，使老人不容易有好的服藥順從性、不易（或不能）學習自我照顧的技巧，加上器官及代謝機能的退化，使糖尿病的老人家常常暴露在低血糖以及各種急慢性併發症的危險之中。而人口老化的同時也就意謂著年輕照顧人力的不足。這其實也是爲什麼看來不是很「惡性」的糖尿病一直高居國人十大死因之中的重要原因。

　　照顧糖尿病患者的醫師會使用許多方式來增加糖尿病病友的治療順從性及安全。比如說，開立服用方式較簡單（隨餐服用）、較不易低血糖的藥，使用拋棄式筆針的胰島素製劑（省去抽藥或換藥匣的麻煩）等，並轉介社區共同照護資源。如果家中客觀環境允許，至少留一個年輕的成員在家陪伴。家屬無法全時陪伴時，可視老人自我照顧能力考量設計。老人家自我照顧能力不錯的，可以幫他先將藥裝在盒中，或是先將胰島素抽好；讓老人家隨身攜帶行動電話以便聯絡。並利用社區資源如日間托老所、社區活動中心、安養院和護理之家等，幫老人安排日間活動及照顧資源。如果老人的自我照顧能力更差，就必須考慮雇請看護工全時看護。

**孕婦：**未治療的孕期糖尿病會導致巨嬰症、難產及其他許多周產期併發症（見「第一章：糖尿病有哪幾種類型」）。不論是在懷孕期間才檢查出來的妊娠糖尿病，還是原本已知有糖尿病的女性病友懷孕，一般建議在孕程之間都應該用胰島素來控制血糖。口服降血糖藥雖然已知

並不會有導致畸胎的作用，但是因為某些藥（如磺醯尿素類）會穿過胎盤造成胎兒的低血糖症。其他藥物雖然不會穿透胎盤，但是因為對血糖的控制沒有胰島素穩定，而且副作用較多，還是不建議使用。

糖尿病準媽媽的血糖控制標準應該控制在空腹70～105毫克/dL，其他時間小於125毫克/dL，這個標準比起非孕婦糖尿病病友要嚴格得多（見表六）。由於在懷孕其間尿液會比較容易排出糖分，所以只能以血糖做為監測標準。由於控制要求嚴格，所以懷孕期間要密切在醫師的追蹤下調整胰素劑量，並且避免體重過度增加。

整個孕期的體重增加以10到12公斤為宜。其中在八週以前不需增加，從八週到二十週每週增加約0.35公斤，從二十一週到生產每週以增加約0.5公斤為宜。這個數字可依懷孕前的體重而調整，懷孕前體重過輕的應該多增加一些，懷孕前體重過重的病友應少增加一些，或是（如果可能的話）等體重減到正常範圍再懷孕。如果在懷孕時已經體重過重，雖然應該減少熱量攝取，但是每天攝取的熱量不可少於1200大卡，其中醣類食物不可少於800大卡，以免營養不良影響胎兒成長。糖尿病的準媽媽們最好請營養師為我們設計餐食，以期能同時兼顧母親的血糖控制與胎兒的正常發育。

**兒童及青少年**：糖尿病發生在兒童及青少年在過去是不常見的，而且大部分是第一型糖尿病。然而這種情形正在改變中，以美國的資料為例，在二十年前第二型糖尿病約占所有兒童及青少年糖尿病的5％以下，在近幾年新診斷的個案中，這個比例已經逐漸上升到45％，這反映了現代兒童飲食型態改變、熱量攝取過多與運動不足所造成的影響。而兒童及青少年的第二型糖尿病不但在全部糖尿病人口中所占的

比率增加，其全部患病病友總數也正在快速增加中。

　　不論是第一型糖尿病或第二型糖尿病的兒童及青少年，其治療要特別注意以下兩點：（1）要更加嚴格地控制血糖及血脂肪等糖尿病相關危險因子：可以想見的，相較於老人，兒童及青少年病友，在他們生命中有很長的時間要與糖尿病相伴。若沒有良好的控制，會有更大的機會發生各種急慢性併發症。（2）兒童及青少年在控制疾病的同時，同時還要能夠攝取足夠的營養，使他們的身體成長不會因為糖尿病而受到阻礙，這點在新陳代謝趨緩的中老人來說有時不是那麼重要，但在兒童及青少年卻是不能忽略的。這樣的兩個目標要同時兼顧並不容易。需要醫師、營養師與衛教師等專業人員所組成的團隊，以及家長和兒童及青少年病友本身的配合及努力方能達成。

# 第八章
# 糖尿病的心理保健

## ▎糖尿病的心理挑戰

　　每一個人都希望自己能身心康健地走過一生，沒有人喜歡被貼上「病人」的標籤。尤其當這個疾病是只能「控制」，沒有辦法「根治」的慢性病，像糖尿病、本態性高血壓等這些疾病一旦發生，幾乎就注定要跟隨我們一輩子。俗話說，「好漢只怕病來磨」。許多病友覺得糖尿病是一種煎熬，是人生的挫折或打擊。就像人生必須面對的種種挑戰一樣，每一個人有不同的應對模式。有的病友驚慌失措，到處尋求偏方，不但傷身而且有時還被騙錢；有的病友滿不在乎或是逃避不願面對，使病情延誤。直到有急性或慢性併發症使身體極度不適，才被送到急診，然而許多器官的傷害可能已經無法挽回，徒然留下殘障或失去寶貴生命。只有坦然接受並且勇於面對的病友，能夠將糖尿病對我們的傷害減到最低。

　　然而對糖尿病的調適並不是一蹴可幾的，也大多不是個人可以獨自完成。許多糖尿病病友都曾經歷否認、忿怒、討價還價、徬徨、憂鬱乃至於坦然接受等不同的心理階段，也有病友沒有辦法度過接受的程度，受困在無法逃脫的情緒深淵裏，使彩色的人生變成黑白。

　　本章的內容分為兩大部分，前半部闡述心理壓力對糖尿病的影響；並提供病友自我壓力管理之道，以及病友的親人及同事可以協助

的方式。後半部以問答的方式，解答糖尿病病友心中常有的疑惑，期使病友能以更正向、更瞭然於心的態度來面對糖尿病。

## 糖 尿 病 與 憂 鬱 症

憂鬱症是困擾現代人的重大疾病之一。許多研究顯示糖尿病病友比起非糖尿病族群更容易有憂鬱症，糖尿病病友容易有疲倦、提不起興趣、情緒低落等情形。部分原因是來自於疾病本身和併發症，或是來自於藥物及非藥物治療所造成的身心壓力。但是反過來說，糖尿病的治療需要病友積極的藥物順從性（和醫師配合）、積極的生活形態調整（和營養師、衛教師、病友會、家人等的互動），而憂鬱所造成社交畏懼和缺乏能量等症狀，會使病友沒有辦法為自己做這些事，使糖尿病的控制不良。所以憂鬱和血糖控制不良就變成互相加強的惡性循環。糖尿病病友應該要自我觀照；我們也要關心、鼓勵我們患有糖尿病的親人或朋友，一旦發現有疑似憂鬱症的情形就要看精神科醫師請求評估協助，不要陷入憂鬱症的牢籠。

## ▍壓力與糖尿病

人在面臨壓力時，會有腎上腺皮質荷爾蒙分泌，血壓及血糖升高、心跳加快等反應，使較多的血液及葡萄糖能供肌肉組織利用。個體的力氣在瞬間增大，便能對壓力源做出「戰鬥或逃跑」的反應。所

以其實糖尿病或高血壓的遺傳體質在人類發展歷程中的某一個階段，可能對生存是有益的，因爲他們面對大自然中突發的威脅（如：老虎突然從森林中跑出來）時，會有比較高的機會逃離。

然而現代人所面臨的壓力不僅是這種突然而至的壓力。占主要部分的反而是無所不在、無可逃避的慢性壓力。現代人所必須面臨的變動環境遠超過以往而且與日俱增。各種急慢性的壓力已知都會對糖尿病產生不良的影響。許多研究顯示壓力與血糖控制不良、血糖突然升高，以及糖尿病的急性併發症，如酮酸血症與高血糖高滲透壓症候群的發生有明顯關聯。同時已有糖尿病遺傳體質的人，也常會因某一次壓力事件的誘發而發病，成爲眞正的糖尿病患者。也就是說，除了對原有糖尿病的病友病情產生不利的影響，壓力同時可能誘導糖尿病的發作。

## ▌ 糖尿病病友的壓力調適

壓力的因應之道，主要可分爲問題取向的調適與情緒取向的調適兩大方向，分別敘述並建議如下：

### 問題取向的因應方式

是指以主動的態度來界定問題、評估、權衡各種應變的方案，並執行所選擇方案。對糖尿病病友而言，應該要努力以下四點：

（1）**應該要儘可能多瞭解糖尿病**：有的人覺得把健康問題交給醫師就好了。但是「不瞭解」其實是許多心理壓力的根源。許多病友會擔心疾病本身的預後，擔心對生活的影響、擔心各種併發症、擔心治療的副作用等。其中有些我們一旦瞭解才知道那些擔憂都是多餘，所謂的「智者不惑」就是這個道理。而錯誤的健康信念（false believing）可

能會讓我們的病情延誤，或是受到不正當醫療行為的欺騙而傷身傷財。糖尿病的病友可以從多種資源來瞭解自己的疾病。包括醫師、衛教師等專業人員或是病友團體，自行讀書或是由網際網路搜尋等等，從個人方便的管道來獲得正確的糖尿病知識。

**（2）為糖尿病來調整自己的生活習慣**：我們的生命因為糖尿病的加入而有了變化。比如說：要服用或注射藥物、飲食要定時定量、許多過去愛吃的美食要忌口、要戒菸戒酒、要強迫自己運動等。人都是有惰性的，所以「我沒有空」、「太麻煩」、「江山易改，本性難移」等等託辭就成為藉口。但是我們要期勉自己做自己健康的主人。如果把糖尿病的治療當作是一場長期抗戰，沒有人希望打敗仗的。可是一旦臣服在自己的惰性之下，也就是未戰先降了。事實上醫學的進步已經為我們配備了精良武器，只看病友要自己掌握攻勢還是把主導權交到敵方（糖尿病）手中而已。

**（3）讓親人和朋友知道自己有糖尿病**：病友不需要隱諱自己的疾病，更不必把自己孤立於群體生活之外。糖尿病並不是什麼羞恥或見不得人的病。讓親人和朋友瞭解自己的病情，可以讓他們能體會並且支持自己為什麼在飲食、菸酒等諸多生活習慣必須節制，而不能「合群」，不夠「阿沙力」，也讓他們在自己發生低血糖等各種糖尿病相關急性不適時，能及時察覺並提供必要的援助。同時，自己有血緣的親人（血親）也是糖尿病的高危族群，應鼓勵他們一起來進行飲食控制、減重、運動、戒除菸酒等措施，來預防糖尿病的發生（見「第二章：糖尿病的預防」）。如果親友不瞭解或對糖尿病有負面的看法，我們要還要嘗試來教育、改變他們。

（4）**參加糖尿病病友團體**：病友可以視自己的生活空間和時間來參加糖尿病病友團體。病友團體是由糖尿病病人、親友、高危群及志工和專業醫療團隊成員等共同組成。可以學習新知與分享經驗、相互關懷與支持，使成員能有更好的照護能力。同時藉由情緒的相互支持與集體認同，可以舒緩每一個成員的身心壓力。病友的力量也可以藉由病友團體團結起來，向社會發出聲音以及爭取相關的社會福利資源。

## 情緒取向的調適方式

　　是指當問題實際上沒有辦法改變的時候，個人使用的心境防衛方式。包括潛抑 (repression)、抑制 (suppression)、合理化、反向作用、投射 (projection)、理性作用 (intellectualization)、否定與替代等。情緒取向的防衛機轉可以是意識層面的，也可以是潛意識的。而會採取什麼樣的調適方式，和個人的人格特質、宗教信仰與社會資源等有關。然而這些防衛機轉可能是有益的，也有可能有害。某些人格特質的人會傾向採取逃避或沈溺等方式以避免負面情緒，但在糖尿病病友而言這反而會造成病情的延誤。

　　舉個故事為例：兩位糖尿病的病友在初步治療後回診，醫師告知血糖控制理想，繼續治療即可。甲病人覺得很高興，因為經由努力的藥物及非藥物治療，他的血糖值比剛診斷時好很多，身體的不適也改善了；乙病人覺得很沮喪，因為覺得他的糖尿病沒有辦法根治，這種每天服藥、飲食和生活習慣都要受限的苦日子必須持續一輩子。這兩位故事中的主角所面臨的是相同的臨床狀況，為什麼一個高興一個沮喪呢？我們知道對事物的看法不但會影響我們的心境，也會影響結果。可以想見的，甲病人會繼續努力控制糖尿病，讓糖尿病成為他的

朋友，對他生命長度以及品質的影響減到最低；乙病人則可能之後便
採取逃避的方式，使得各種難以挽回的併發症提早發生。

　　積極開朗的心境並非「自我欺騙」，因為它確實會影響到我們的健
康。糖尿病病友應該要避免讓自己陷入絕望、憂鬱或逃避。要鼓舞自
己用正向的態度來面對與糖尿病相伴隨的一切。生命的價值來自於積
極面對問題與解決問題。即使已經無法改變的情形，也能夠以開朗豁
達的心情來接受。病友要學習與人分享、運用放鬆技巧、做好時間管
理、規劃自己的人生願景。而最後的目標是，即使糖尿病、某些併發
症和相關治療的存在下，我們仍要活得有意義，活得自在而有尊嚴。

## ▌ 糖尿病病友常有的疑惑問與答

　　糖尿病病友常常會有很多疑惑，不敢問醫護人員，或是在短暫的
診療時間裏無法得到滿意的答案，而親友的說法又眾說紛紜。這些問
題的答案其實散見於本書各章節，本節將病友常有的疑惑整理在一
起，以問答的方式為病友做一個「心理建設」。

### 關於糖尿病病因及診斷的Q&A

**問：為什麼我會得糖尿病？是不是吃太多甜食？**

答：占所有糖尿病95％以上的第二型糖尿病，是由遺傳體質和環境因
　　子共同作用而致的（見「第一章：糖尿病的病因」）。而較少見的第一
　　型糖尿病，其發病原因並不清楚。而誘發糖尿病的環境（後天）因子
　　則包括飲食的熱量攝取過剩、肥胖與缺乏運動等。吃甜食與糖尿病的
　　發生沒有絕對的因果關係，除非是過量攝取而引起肥胖，可能誘發具

有糖尿病體質的人發病。而糖尿病病友在血糖控制良好的前提下，也可以適量攝取甜食。

**問：糖尿病可以沒有任何症狀嗎？**

答：這是有可能的。會發生典型高血糖三多症狀（見「第一章：糖尿病會有什麼症狀」）的血糖值雖然因人而異，但一般而言血糖值在180毫克/dL以下並不會有明顯症狀。可是我們知道空腹八小時的血糖值大於或等於126毫克/dL就可診斷為糖尿病。所以早期的糖尿病可能沒有明顯的症狀，許多病友是在例行性的體檢中被發現的。糖尿病的高危險族群應該要定期接受健康檢查，並且依照糖尿病非藥物治療的方法調整自己的生活習慣，以預防及早期發現糖尿病。就已經診斷為糖尿病的病友而言，如果您糖尿病的控制在理想的狀態，也不會有三多的症狀。

**問：傷口不容易好是不是糖尿病？**

答：糖尿病患者傷口有時會比較不容易癒合。但是反過來說，傷口不容易好卻不見得是糖尿病引起的。許多不癒的傷口可能是因為處置不當而造成慢性細菌感染，或是因為其他原因造成局部血液循環不良（如臥床病人的褥瘡），或是皮膚惡性腫瘤的表現。應該還是請專業醫師來為我們評估診斷及處理傷口較為妥當。

**問：螞蟻在沾食我的尿液，是不是我有糖尿病？**

答：人類排出的尿液中含有水分以及含氮的代謝廢物，螞蟻或蒼蠅等小昆蟲可能會將它們當做營養物而攝食。所以有時發現螞蟻出現在貯尿容器或是遺落的尿滴旁邊，未必就是有糖尿病。反過來說，糖尿病病友的尿液中也不一定會排出糖分（見「第一章：糖尿病的診斷、評估與追蹤」）。所以用這個現象來判斷是否得到糖尿病並不可靠。

**問：體重無故減輕是不是糖尿病？**

答：體重減輕是糖尿病的表現徵候之一。但是反過來說，會表現體重減重減輕的疾病卻有千百種，從惡性腫瘤、內分泌、消化道、心肺疾病到精神疾病都有可能。這些都要專業醫師的幫助才能為我們做鑑別診斷，如果有無故體重減輕的情形應該趕快去看醫生。

## 關於糖尿病治療的Q&A

**問：糖尿病是不是絕症？**

答：所謂的絕症，是指無法治療，並且會奪去我們生命的疾病。如某些已經轉移，無法開刀的癌症。糖尿病可以經由藥物以及非藥物的治療來達到良好的控制，所以糖尿病不是絕症。

**問：糖尿病可以根治嗎？**

答：某些第一型糖尿病可以經由胰臟移植或胰島細胞移植而獲得根治（見「第二章：糖尿病治療的展望」）。不過目前這些方法都還伴隨必須終身服用抗排斥藥物、昂貴的醫療費用與成功率不高等問題。更何況第一型糖尿病僅占全部糖尿病的1％～3％，對大部分的糖尿病病友而言目前仍然沒有根治的方法，必須長期藥物治療。雖然說科學的發展一日千里，沒有人敢說將來不會發明根治所有類型糖尿病的方法。但是在那一天到來之前，病友們應該要持之以恆地將糖尿病控制好，不要讓各種急慢性的併發症來傷害我們的身體。同時不要相信沒有科學根據的電台廣告或道聽途說的消息，使用來路不明的藥物，以免被騙財又傷身。

**問：可以不必使用藥物來控制糖尿病嗎？**

答：除了口服或注射藥物，所有的糖尿病病友都必須配合使用包括運

動、飲食控制以及戒除不良生活習慣等非藥物治療。但是只有少數早期糖尿病的病友可以只用非藥物的方法達到理想的控制。另外某些早期必須用藥的病友，可能在改善某些危險因子（如肥胖）之後可以不必用藥。但是這兩者都必須經過醫師的評估，確定可以只用非藥物的方法達成理想控制；同時必須如同服藥控制的病友一般定期接受檢驗，因為隨著病程的發展，可能在一段時間後仍然會發展到必須使用藥物的程度。

**問：可以用中藥來治療糖尿病嗎？**

答：許多研究顯示中醫及某些自然療法（見「第三章及第六章」）對糖尿病的控制可能有所幫助，糖尿病病友可視個人接受程度採用做為輔助治療。但是這些治療方法並不能取代正統的治療藥物。而且這些治療方式必須經由領有執照的中醫師或其他相關科的合格專業人員評估及建議使用，並且告知您的西醫主治醫師。有些藥物打著中藥或純天然植物等名號做廣告的商品，其實是來源或成分不明的東西，我們要小心不要受騙。

**問：糖尿病要長期治療，可是聽說西藥吃多了會傷肝傷腎？**

答：這是一個普遍存在的誤解。在臺灣因為末期腎衰竭而必須要洗腎的患者中，據統計約有40％是因為糖尿病腎病變造成。然而這些幾乎都是因為糖尿病控制不良而引起的，並非因為使用糖尿病藥物。而在臺灣引起急性肝炎或肝硬化等慢性肝病最常見的原因，是B、C型肝炎以及酗酒，糖尿病藥物引起肝炎的並不常見。

的確肝臟和腎臟是人體的兩大解毒和排毒器官，所以當這兩個器官的功能發生問題時，我們的某些用藥可能必須減少劑量或停用換藥（見

「第二章：糖尿病的藥物治療」）。糖尿病病友在治療過程中，醫師會隔一段時間爲我們檢查肝、腎功能，如果發現有糖尿病腎病變而影響腎功能便會爲我們調整用藥。某些糖尿病藥物確實可能會引起肝功能指數輕微升高，但是通常只要減少劑量或換藥便可恢復。但是因爲擔心肝腎受傷而不吃藥，結果導致的腎衰竭等併發症卻是無可挽回的沈痛。

此外，中藥（或者其他號稱非西藥的製品）只要含有具藥理作用的物質，其代謝就要經由肝、腎的解毒排毒系統。成分不明的藥物或是藥物的不正確使用，發生嚴重肝、腎毒害的危險性，相較於專業人員調配的正確用藥何只千萬倍？不管中藥西藥都是如此的。

**問：我的胃不好，吃糖尿病的藥會傷胃嗎？**

答：某些糖尿病口服藥物可能會有噁心、脹氣或腹瀉等腸胃功能障礙的副作用（見「第二章：糖尿病的藥物治療」），但並不是每一個病友都會發生。同樣的，這些副作用可以藉由調整劑量或換藥來改善。這些副作用與胃或十二指腸等消化道潰瘍無關，也不會因爲併服制酸劑等胃藥而消失。所以糖尿病的病友不必擔心藥物「傷胃」的問題。當然如果病友疑似同時合併有消化性潰瘍的問題，則應該請消化系專科醫師爲您評估及治療，而不是自行併用一些對症狀沒有幫助，卻可能影響其他藥物吸收及藥效的制酸劑。

**問：吃西藥會不會越吃越重，變成「依賴性」或「習慣性」？**

答：這是很多病友會有的疑問。的確某些西醫藥物會有耐藥性及生理或心理性依賴的問題，如安眠藥一類的藥物。但是沒有任何證據顯示糖尿病口服藥物會有這樣的作用。可是爲什麼有些病友剛診斷時每天

只要吃半顆藥，慢慢越吃越多顆，甚至要配合胰島素注射才能控制血糖呢？答案是因為糖尿病本身的進展，會變得越來越需要更多的藥來控制。這種進展的速度因人而異，不過一般而言，診斷十年以上的第二型糖尿病病友大多很難只靠口服藥物達到理想的控制。而口服藥物不會存留在體內，會由肝腎解毒系統排除而失去藥效。所以必須每日服藥來維持降血糖效果，是因為在目前糖尿病只能控制而不能根治，並不是「依賴性」的緣故。

問：**醫師建議我要打胰島素，是不是我的糖尿病已經到了末期？沒有救了？**

答：許多病友會對胰島素產生恐懼和排斥，是因為胰島素必須要注射的緣故。過去胰島素的使用，大多限於第一型糖尿病（只對胰島素有效）、妊娠糖尿病以及無法用口服藥物理想控制的第二型糖尿病病友。但是越來越多的證據顯示，早期配合胰島素（通常是一日一次的長效劑型）的使用，可以使第二型糖尿病病友的血糖控制更為穩定、降低併發症的發生，並且可以減少口服藥物的使用量，因此也就減少了身體的負擔。而胰島素是原本體內就有的物質，代謝過程幾乎不會造成任何肝、腎的傷害。而過去較常見的，胰島素注射引起的低血糖併發症，也因為長效和超長效製劑的發明而減少許多，胰島素是非常安全的糖尿病用藥，病友一定要克服對注射的恐懼，讓它來幫助我們。

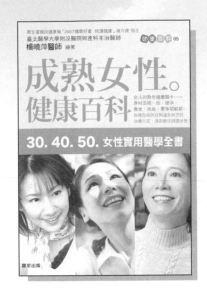

## 成熟女性健康百科

衛生署國民健康局
「2007健康好書 悅讀健康」推介獎 得主
楊曉萍醫師◎繪著　　定價：350元

## ◎ 內容簡介

　　本書將指導您如何找到適合自己的治療方式，突破女人熟年健康關卡－身材走樣、性、懷孕、衰老、疾病、更年期前期…等，以達到最保健康狀態

　　30歲的女人，無論是身體或心理都正值熟成的顛峰，但卻也是健康與老化的臨界點，若不及早重視與保養，爾後，隨著年齡的漸增，身體狀況及外表便開始變化，呈現日趨下降的趨勢，尤其各種疾病、症狀將陸續地出現，皺紋、肥胖也悄悄的上身。因此，「老化」是你我都無法逃避的問題，而如何提早做好預防老化的動作、延緩老化的速度，擁有健康、青春的生活，便是我們企劃本書的主要目的。

　　本書由豐富經驗的專業女醫師為你解開女性身體密碼，教你如何從飲食、排毒、運動、抗壓、睡眠等方面對抗老化問題，並詳細剖析兩性關係、懷孕、肥胖、女性更年期、常見疾病等課題，提供你最新且最詳實的健康醫學知訊。書中同時附有精采的圖片說明，內容豐富完整，是一本女性必讀的保養健康事典。

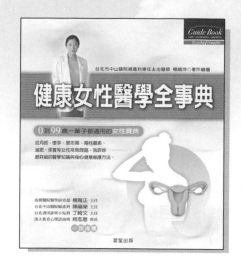

## 健康女性醫學全事典

衛生署國民健康局
「2007健康好書 悅讀健康」推介獎得主
楊曉萍醫師◎繪著　定價：390元

## ◎ 內容簡介

### 首部女性專用的全方位醫學百科

　　身為女性，雖然擁有很多美好的感覺，但身心各方面不免比男性多了許多需要注意的地方，不論是月經、懷孕、生產等等，在女性的一生中，需要面對的問題雖不少，但卻不見得每個人都會向醫生求助，反而常常藉由女性朋友的經驗或是親人間的交流獲得資訊，但如此一來，未必選擇了對身心最好的處置。而且，在兩性身心教育不夠完善的今天，每一個女性都需要更完整的醫學資訊，才能讓自己的身心都獲得最妥善的照顧。而現今的出版市場，女性相關書籍雖然琳瑯滿目，但卻沒有完全適用本地女性讀者的全方位醫學百科，常常只獲得翻譯的二手資料。有鑑於此，我們特別企劃了一本針對本地情況而撰寫的女性醫學全書，內容完整，包羅萬象，不但有絕對完整的醫學知識與健康資訊，更有最適合本地醫療情形的誠懇建議。

### 0歲到99歲女性都適用的健康書，每個媽媽跟女兒最貼心的朋友

　　在本書中，由經驗豐富專業的女性醫師為您剖析女性一生特有功能與變化，翔實說明月經、懷孕、更年期、兩性關係、減肥、保養等女性常見問題，並教妳最詳細的醫學知識與維護身心健康的方法。書中內容豐富，並附有數百幅圖片，力求解說明確，而簡潔的文字與將心比心的建言，是一本女性們最應珍藏的健康大事典！尤其這本書的範圍廣從幼兒期至老年期，任何年齡層女性都可從中尋求到正確的醫療資訊，是一本媽媽應該介紹給女兒，女兒應該為母親準備的貼心書。

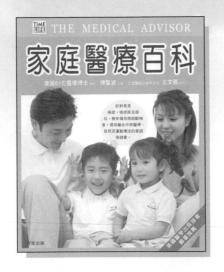

## 家庭醫療百科

美國61位醫學博士◎編著　傅賢波◎主譯

定價：690元

**美國61位醫術精湛的醫學博士在家候診**

**融合中西醫學、自然療法、運動等各種常規與輔助療法**

### ◎ 內容簡介

　　不同於一般按專業醫學分類法查尋的醫療百科，本書從醫生看病時的第一句話「你哪不舒服」開始，引導讀者去查找可能是什麼問題，因此，閱讀本書前患者不需要知道自己是什麼病，而是按照感到不適的部位，以患者自覺症狀為線索去查尋。

　　教導讀者如何自己判斷症狀，出現什麼症狀時必須趕緊就醫，有哪些常規療法，輔助療法的運用和效果，要如何預防疾病等等。本書既貼心又專業，從讀者及病人的角度切入，並由醫生提供專業及正確的醫療知識，極具實用價值，是一本家庭必備的醫療百科全書。


本書的特色——

◆醫學新觀念

介紹正規治療的同時，也加入了輔助治療的內容，包括中醫、針灸、瑜伽、草藥、水療法、指壓法、食療法…等，豐富了疾病治療的內涵，為患者提供了更多的治療方案。

◆提供專業咨詢及建議

教你如何自我診斷病症後，提出各種自療法或是就醫的建議方案，避免「急病亂投醫」，正確的選擇醫生，配合治療。

◆人性化的查詢功能

從醫生問你的第一句話：「你那兒不舒服？」開始，依患者不適的部位及自覺症狀為引導查詢，並將各部位內容以不同顏色做區分，在你需要時，可以快速方便找到相關的資訊。

◆內容豐富又實用

介紹1,000多種病症，再附加一般大眾都非常關切的健康資訊，如嬰幼兒成長發育檢測表、食品成分含量表、化驗檢查說明表等，為一本名符其實的「醫療百科」。

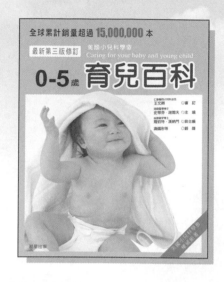

# 0－5歲育兒百科

史帝芬‧謝爾夫◎主編

羅伯特‧漢納門◎副主編

滿國彤、羅強、郝廷磊、劉玫亭◎主譯

定價：499元

## ◎ 內容簡介

**全球累計銷售量超過15,000,000本　榮登美國幼兒類圖書暢銷排行榜240週**

　　從你將新生命抱在懷中的那一刻開始，你的世界便起了奇妙的變化，孩子是上天賜給父母最好的禮物。當孩子還是新生兒時，你很難想像他將如何長大，然而一切問題都會隨之而來：他為什麼哭？該怎麼看出他生病或不適應，如何防範危險意外發生；你該怎麼養育、照顧、教育他，如何給他最健康的成長環境？初為父母的你，應該怎麼對待這一切？

　　0-5歲是幼兒成長的關鍵期，許多一生的影響奠基於此時，更需要你萬全的照護。父母的主要任務是鼓勵、指導並幫助孩子的成長，提供孩子身體正常發育所需要的食物、保護和關懷，同時還需要對他的精神和心理發育進行指導，以便形成健康、成熟的人格。

　　本書提供在0-5歲孩子成長的每一階段中，你應該做到的基本照護及可能遇到的狀況，在幼兒的成長、學習、生活、醫療等各個方面指導父母，透過本書可以讓你成為萬能的父母，可以安心無慮地照顧孩子，讓寶寶健康快樂地長大，為未來人生奠定良好健康的基礎。

## ◎美國小兒科學會

美國小兒科學會是一個由53,000名致力於嬰兒、小兒、少年和青年的成人體格、精神和社會生活健康的小兒科醫生、兒童醫學專業人員和小兒外科專家組成的組織。本書是美國小兒科學會提供給父母一系列關於兒童健康教育中的一本權威著作。提供關於0-5歲兒童養育和兒童健康方面的最佳資料。最初由美國小兒科學會的眾多專家共同開發初稿，由6位資深編輯在75位兒科專家的幫助下，經過無數小兒科專家合力修訂而成最後的稿件。由於小兒科的醫療資訊不斷更新，本書已是最新修訂的第三版，以提供給讀者最新的醫療資訊。

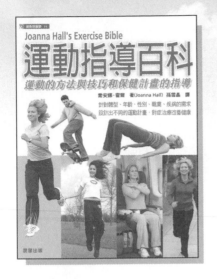

## 運動指導百科

喬安娜‧霍爾（Joanna Hall）◎著

孫雪晶◎譯　　　定價：399元

## ◎ 內容簡介

### 全方位的身體活動健康指南

　　英國頂級健身專家喬安娜，以獨特的飲食策略、健身理論及時尚風格而聞名，她也是英國最受歡迎電視節目主持人之一，還為各大企業聘為飲食和美體專家，她在本書中，不僅提供許多運動方法，還指導大家如何達到健康的目標，並且幫助大家在任何年齡改善身心健康以及過自己喜歡的生活方式。

本書提供你：

### 依個人體質量身訂做的運動項目

‧走路：一天一萬步，跟疾病說不。

‧伸展運動：10分鐘，雕塑理想體態。

‧游泳：輕鬆享受水按摩的神奇效果。

‧太極拳：柔軟、平衡、協調、強身。

‧彼拉提斯：提高心肺體適能、端正姿勢。

‧慢跑：20分鐘的耐力鍛練。

‧消耗熱量運動：30分鐘，身體零負擔。

‧局部塑身：胸、臂、臀、腹、腿、背面面俱到。

‧瑜伽：淨化身心靈、減壓塑身。

### 2歲到70歲的個人教練

‧兒童腦部訓練運動

‧產後塑身運動

‧孕媽咪健康運動

‧減輕更年期症狀的運動

### 預防疾病與保衛健康的運動計劃

‧骨質疏鬆症　‧高膽固醇　‧高血壓　‧減重

### 忙碌人士的高效率運動法

‧日常生活隨時做：站、坐、臥的運動法

‧任何場合隨地做：工作、外出、開車、坐飛機等運動法。

國家圖書館預行編目資料

糖尿病完全百科／賴育民、白蕙菁、黃國欽、李育臣、
蔡嘉一、李曜暄、黃俊傑 著--初版.
-- 臺北市：晨星, 2007〔民96〕
面 ； 公分, -- (健康百科；6)
ISBN 978-986-177-141-0(平裝)
1.內科 2.醫療、衛生方面

415.85                                               96011242

健康百科 06

# 糖尿病完全百科

| | |
|---|---|
| 作者 | 賴育民、白蕙菁、黃國欽、李育臣、蔡嘉一、李曜暄、黃俊傑 |
| 企劃主任 | 吳怡芬 |
| 編輯 | 葉慧蓁／祝文君／高美鈴 |
| 美術編輯 | 洸譜創意設計 |

| | |
|---|---|
| 發行人 | 陳銘民 |
| 發行所 | 晨星出版有限公司台北編輯室 |
| | 臺北縣新店市231北新路3段82號11F之4 |
| | TEL：(02)89147114、89146694  FAX：(02)29106348 |
| | E-mail: service-taipei@morningstar.com.tw |
| | http://www.morningstar.com.tw |
| | 行政院新聞局局版台業字第2500號 |
| 法律顧問 | 甘龍強律師 |
| 承製 | 知己圖書股份有限公司    TEL：(04)23581803 |
| 初版 | 西元2007年8月 |
| | 西元2009年6月20日（二刷） |

| | |
|---|---|
| 總經銷 | 知己圖書股份有限公司 |
| | 郵政劃撥：15060393 |
| | （台北公司）臺北市106羅斯福路二段95號4F之3 |
| | TEL：(02)23672044  FAX：(02)23635741 |
| | （台中公司）台中市407工業區30路1號 |
| | TEL：(04)23595819  FAX：(04)23597123 |

定價 320 元
Published by Morning Star Publishing Inc.
Printed in Taiwan
（缺業或破損的書，請寄回更換）
ISBN 978-986-177-141-0

廣告回函
台灣中區郵政管理局
登記證第267號
免貼郵票

407
台中市工業區30路1號

# 晨星出版有限公司

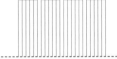

## 更方便的購書方式：

(1) 網站：http://www.morningstar.com.tw
(2) 郵政劃撥　帳號：15060393
　　　　　戶名：知己圖書股份有限公司
　　請於通信欄中註明欲購買之書名及數量
(3) 電話訂購：如為大量團購可直接撥客服專線洽詢

◎ 如需詳細書目可上網查詢或來電索取。
◎ 客服專線：04-23595819#230　傳真：04-23597123
◎ 客戶信箱：service@morningstar.com.tw

# ◆ 讀 者 回 函 卡 ◆

以下資料或許太過繁瑣，但卻是我們瞭解您的唯一途徑
誠摯期待能與您在下一本書中相逢，讓我們一起從閱讀中尋找樂趣吧！

姓名：＿＿＿＿＿＿＿＿＿＿＿＿　性別：□ 男　□ 女　　生日：　　／　　／

教育程度：＿＿＿＿＿＿＿＿＿

職業：□ 學生　　　　□ 教師　　　　□ 內勤職員　　□ 家庭主婦
　　　□ SOHO族　　□ 企業主管　　□ 服務業　　　□ 製造業
　　　□ 醫藥護理　　□ 軍警　　　　□ 資訊業　　　□ 銷售業務
　　　□ 其他 ＿＿＿＿＿＿＿＿＿＿＿

E-mail：＿＿＿＿＿＿＿＿＿＿＿＿＿＿＿＿＿＿　聯絡電話：＿＿＿＿＿＿＿＿＿＿＿

聯絡地址：□□□ ＿＿＿＿＿＿＿＿＿＿＿＿＿＿＿＿＿＿＿＿＿＿＿＿＿＿

**購買書名：**＿＿＿＿＿＿＿＿＿＿＿＿＿＿＿＿＿＿＿＿＿＿＿＿＿＿

‧本書中最吸引您的是哪一篇文章或哪一段話呢？＿＿＿＿＿＿＿＿＿＿＿＿＿＿＿

‧誘使您購買此書的原因？

□ 於 ＿＿＿＿＿ 書店尋找新知時　□ 看 ＿＿＿＿＿ 報時瞄到　□ 受海報或文案吸引
□ 翻閱 ＿＿＿＿＿ 雜誌時　□ 親朋好友拍胸脯保證　□ ＿＿＿＿＿ 電台DJ熱情推薦
□ 其他編輯萬萬想不到的過程：＿＿＿＿＿＿＿＿＿＿＿＿＿＿＿＿＿＿＿＿

‧**對於本書的評分？**（請填代號：1. 很滿意 2. OK啦！ 3. 尚可 4. 需改進）

封面設計 ＿＿＿＿＿＿＿ 版面編排 ＿＿＿＿＿＿＿ 內容 ＿＿＿＿＿＿＿ 文／譯筆 ＿＿＿＿＿＿

‧美好的事物、聲音或影像都很吸引人，但究竟是怎樣的書最能吸引您呢？

□ 價格殺紅眼的書　□ 內容符合需求　□ 贈品大碗又滿意　□ 我誓死效忠此作者
□ 晨星出版，必屬佳作！□ 千里相逢，即是有緣　□ 其他原因，請務必告訴我們！
＿＿＿＿＿＿＿＿＿＿＿＿＿＿＿＿＿＿＿＿＿＿＿＿＿＿＿＿＿＿

‧**您與眾不同的閱讀品味，也請務必與我們分享：**

□ 哲學　　　□ 心理學　　□ 宗教　　　□ 自然生態 □ 流行趨勢 □ 醫療保健
□ 財經企管 □ 史地　　　□ 傳記　　　□ 文學　　　□ 散文　　　□ 原住民
□ 小說　　　□ 親子叢書 □ 休閒旅遊 □ 其他 ＿＿＿＿＿＿＿＿＿＿＿＿＿＿

以上問題想必耗去您不少心力，為免這份心血白費
請務必將此回函郵寄回本社，或傳真為（04）2359-7123，感謝！
若行有餘力，也請不吝賜教，好讓我們可以出版更多更好的書！

‧**其他意見：**

晨星出版有限公司 編輯群，感謝您！